SHIKONG XINGWEI SHIJIAO XIA
JUMIN DILI HUANJING BAOLU DE
XINLI JIANKANG YU JISHI QINGXU XIAOYING

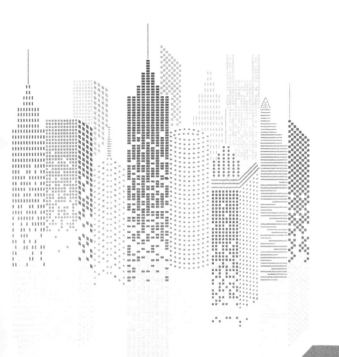

时空行为视角下
居民地理环境暴露的心理健康与即时情绪效应

张　琳　著

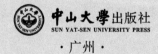

中山大学出版社
SUN YAT-SEN UNIVERSITY PRESS

·广州·

图书在版编目（CIP）数据

时空行为视角下居民地理环境暴露的心理健康与即时情绪效应/张琳
著 . —广州：中山大学出版社，2022.12
ISBN 978 - 7 - 306 - 07664 - 9

Ⅰ.①时… Ⅱ.①张… Ⅲ.①心理健康—研究—广州 Ⅳ.①R395.6

中国版本图书馆 CIP 数据核字（2022）第 251465 号

出 版 人：王天琪
策划编辑：曾育林
责任编辑：王　睿
封面设计：曾　斌
责任校对：曹丽云
责任技编：靳晓虹
出版发行：中山大学出版社
电　　话：编辑部 020 - 84110283，84113349，84111997，84110779，84110776
　　　　　发行部 020 - 84111998，84111981，84111160
地　　址：广州市新港西路 135 号
邮　　编：510275　传　　真：020 - 84036565
网　　址：http：//www. zsup. com. cn　　E-mail：zdcbs@ mail. sysu. edu. cn
印 刷 者：广东虎彩云印刷有限公司
规　　格：787mm×1092mm　1/16　15.875 印张　302 千字
版次印次：2022 年 12 月第 1 版　2022 年 12 月第 1 次印刷
定　　价：68.00 元

项目资助

国家自然科学基金项目（项目号：42101247）

广东省基础与应用基础研究基金（项目号：2020A1515110623）

广东省普通高校特色创新类项目（项目号：2021WTSCX023）

广东外语外贸大学引进人才科研启动项目（项目号：2022RC056）

前　　言

经济高速增长和快速城市化过程中的地理环境问题已严重威胁人类健康和城市可持续发展，这也是社会各界关注的热点话题。居民心理健康作为实现其美好生活的必然要求，以及促进"健康中国"建设的关键环节显得愈加重要。学术界有关地理环境的心理健康效应研究已取得突出成果。然而，现有文献大多基于宏观尺度或居住地等微观静态地理背景分析环境健康效应，由于忽视了个体时空行为的动态本质和实际地理环境暴露水平，可能导致研究结果存在片面性。以往研究鲜少探讨居民日常活动–出行的地理环境暴露水平分别对他们"长期形成的心理健康"和"短暂产生的即时情绪"的影响机制，以及剖析这三者之间的互动关系。此外，与个体密切相关的微观空间环境暴露与健康之间的动态关系复杂，目前对于微环境暴露的阈值效应研究尚存局限性。

基于此，本研究结合健康地理学、行为地理学、时间地理学和环境心理学等多学科理论基础，利用多源数据和相关技术方法，深化"时空行为–地理环境暴露–健康"的研究框架，具体形成"个体时空行为–时空间地理背景–多维度地理环境暴露–心理健康与即时情绪–环境风险防控与健康促进措施"的研究脉络，以广州市为研究区域，重点探讨"时空行为视角下居民地理环境暴露的心理健康与即时情绪效应"这一核心问题。首先，分析当前居民"长期形成的心理健康"与"短暂产生的即时情绪"水平及其呈现的空间分异特征和人群分异特征，揭示开展心理健康与即时情绪研究的紧迫性与必要性。其次，深入剖析居民时空行为特征并测度不同活动–出行时空间背景单元的地理环境暴露水平与差异，阐述了以往基于"静态背景单元"研究可能存在的局限性。再次，为解决基于"静态背景单元"难以准确评估实际环境健康效应这一局限性，以及补充先前文献鲜少对"人"这一时空行为主体的实际活动–出行背景单元、地理环境暴露水平及其健康效应的考量，本研究基于时空行为分析视角，探讨个体活动–出行背景单元内多维度地理环境（自然环境、建成环境、社会人文环境）暴露水平及其对个体心理健康的作用机制。在有关环境与心理状态的研究中，根据"时间尺度"可以把人类心理状态划分为两个维度，一个维度是"长期形成的心理健康"，另一个维度是"短暂产生的即时情绪"，以往研究较多关注前者，而鲜少分析后者，为补充这一局限性，本研究借助生态瞬时评估法、便携式实时环境监测仪分别获取即时情绪、高精度环境数据，进而探讨时空行为视角下多维度地理环境暴露对即时情绪的影响机制。在此基础上，为进一步补充个体时空行为视角下地理环境暴露、"长期形成的心理健康"和"短暂产生的即时情绪"三者之间互动关系研究的不足，本研究将这三者置于同一研究框架下，探讨居民心理健康在多维度地理环境暴露影响即时情绪这一过程中的调节机制。最后，为解决以往文献鲜少关注微观空间环境暴露的阈值效应这一局限性，本研究在居民日常活动－出行的多个微观空间中选取"公交车厢"这一重要且微环境污染严重的微观空间为例，探讨微环境暴露对即时情绪的阈值效应，进而识别各个微环境要素的阈值并明确保持良好情绪的微环境暴露水平建议值，有针对性地提出改善微环境、降低微环境污染风险和提升情绪水平的措施。

本研究推动并深化了地理环境与健康研究的"个体化"和"时空动态"发展，形成微观动态研究范式，促进了环境健康研究的时空尺度和内容的更精细化，也实现了在环境健康研究中多源时空数据和多种时空分析方法的应用，有助于丰富健康地理学、行为地理学、时间地理学和环境心理学等多学科的研究体系。同时，本研究为推进以人为本的"健康中国"建设、完善环境与健康的政策制度、制定健康空间规划策略和设计微观空间环境标准、实现环境健康风险的动态预测及预防，以及提升居民健康水平等提供了重要的实证参考与科学依据。

目　　录

第3编 实　证

第 1 编　绪 论

第1章 绪章

1.1 研究背景

1.1.1 理论背景

1.1.1.1 人文地理学的研究转向：宏观转向微观，静态转向动态，理论转向理论与实践并重

人文地理学研究由宏观空间尺度逐渐转向微观个体尺度。"空间"始终是地理学研究的基本特质和核心内容，这一点在众多地理学者提出的地理学研究任务中被重点强调（Hartshorne，1959；Haggett，1990；姚华松，2010）。当前，人文地理学有关"空间"的研究发生了主题和内容的重大变化：一是从宏观尺度的国家和城市空间转向微观层面的社区、建筑空间。人文地理学研究大多集中在宏观空间尺度，虽然能在一定程度上反映人文现象空间分异的特征和总体格局，但由于缺乏对微观空间的深入研究，难免忽略一些空间内部规律。随着人文地理学逐渐兴起从宏观空间研究转向微观空间研究的热潮，"人"作为人地关系系统的重要组成部分以及微观研究的最小单位受到空前重视。以往对全球、国家和城市等宏观地域的研究也逐渐转向对与人类生产生活更密切相关的街道、社区等微观空间的探讨，"个体"成为研究重点且"以人为本"的空间规划更加关注人的实际需求。因此，从宏观转向微观尺度并重视微观个体层面的精细化研究成为人文地理学研究的一大趋势。二是从对空间现象的描述和规律探寻转向对空间本质的深度解析。先前关于"空间"的研究大多致力于描述多种人文现象在地理空间的表征形态和分布特征，以及探寻差异、变化与发展规律等。此时，"空间"更多是一个单纯用于承载物质的地域单元，缺乏对其本质的解读。随着人文地理学研究对象和内容的不断革新，对"空间"这一地理学核心概念的认知有待新突破，应涉及对空间形成的根源与机制、空间内部复杂的互动关系等本质内容的深度剖析。能实现这些目标的有效途径之一则是在开展宏观层面研究的同时强调微观个体层面的精细化研究。

　　人文地理学研究由静态研究逐渐转向动态研究。近年来，人文地理学的重要分支学科之一——"行为地理学"在我国得到了广泛的发展，在加快"空间和行为"研究的同时也推动了"时间地理学"的兴起。"时间"亦被视作一个关键维度，学者们也开始强调"动态研究"的重要性。然而，由于理论基础尚不扎实、动态数据缺乏和技术手段难以支撑等，导致在较长一段时间内相关研究仍停留在以"静态研究"为主的阶段。有研究表明，随着不断开展丰富的理论探讨和实证分析、多种类型的时空数据（例如，轨迹数据、遥感影像数据、与位置相关联的空间媒体数据、手机信令数据、共享单车使用记录数据、地铁刷卡数据等）的获取更加便捷，以及技术方法的革新为推进"时空动态研究"提供了强大助力，加快了人地系统的动态模拟和预测、综合集成与决策支持系统的发展（吴志峰等，2015；吕帝江等，2019；高枫等，2019；王德等，2020；刘瑜等，2020）。原有的静态研究格局发生了改变，部分地理学研究逐渐从静态空间转向动态的行为空间。

　　人文地理学研究由理论研究逐渐转向理论研究与实践应用并重。目前，人文地理学研究已经在理论创新和方法革新等方面取得一定的成果，特色分支学科（城市地理学、社会地理学、文化地理学、经济地理学、政治地理学、旅游地理学、行为地理学）蓬勃发展，一些新兴分支学科（时间地理学、医学地理学等）也开始崭露头角（方创琳，2011；方创琳等，2011）。人文地理学在"实践应用"方面也积累了一些成果，但在实践形式和内容层面还有待新突破。在深化人地关系理论和技术方法的同时，应高度重视新的实践形式和内容，加快发展面向国家战略需求和人民实际生产生活需要的实践应用型人文地理学，并倡导理论研究与实践应用的互促互融。

1.1.1.2　行为地理学和时间地理学的繁荣发展：大力推动时空行为研究

　　行为地理学从人的主体性角度理解"行为"与"其所处空间"之间的互动关系（柴彦威，2005）。行为地理学强调"日常活动空间中的个体行为"研究，构建了微观个体行为与整体社会相结合、短期行为与长期行为相结合、主观能动性与客观制约相结合、现象描述与机理解释相结合的行为研究框架。柴彦威等学者（2006，2008）提出了基于移动-活动行为的城市空间研究框架、行为地理学关注的前沿问题等内容，促进了行为地理学在理论、方法、实证分析和应用等多方面的发展。随着研究的不断深入，地理学者们认识到"时间"和"移动性"对于理解人们日常活动和出行的重要性。在已有研究关注"空间"维度的基础上，加入"时间"这另一关键维度，"时空行为过程"被当作理解城市生活系统的核心，同时"时空研究"成为行为地理学研究的新方向。

随着时间地理学的全面复兴,研究人员开展了一系列时空间过程中人类行为与客观环境之间相互作用的研究,也进一步完善了对个体时空行为模式的解读,实现了理论体系创新(柴彦威、赵莹,2009)。在方法层面,研究人员结合多源数据采集、处理和分析等技术获取高精度的时空大数据并进行可视化与模拟预测分析;同时,促进研究成果的实践应用(柴彦威、塔娜,2013)。行为地理学和时间地理学的繁荣发展,加快推动了时空行为研究的进程,其发展也与更多城市社会前沿问题(例如,人类健康问题等)相结合,实现理论交叉融合、成果的转化应用。

近年来,时空行为研究不断深化,对"时间"和"空间"这两个重要维度的探讨也随之加深。有学者提出个体的日常活动–出行具有时空特征,原有基于静态地理空间的研究不能准确评估人们实际经历的环境暴露水平,存在地理背景不确定性问题(Uncertain Geographic Context Problem,UGCoP)(Kwan,2012a;2012b)。但是,现有文献大多基于静态地理背景(例如,街区、社区、居住地等),这在一定程度上忽视了个体时空行为特征及其实际经历的动态地理背景(即时空间地理背景,包括个体活动和出行涉及的所有空间),也较少关注"时间"维度在个体移动性、环境健康效应以及社会空间联系上的重要性。

1.1.1.3 健康地理学的兴起与繁荣:强调地理环境的健康效应

20 世纪 70 年代起,传统的医学地理学研究发生显著变化,由关注自然环境引发的疾病危害和风险逐渐转移到关注地理环境的多个要素对人类健康的影响,以及医疗保健资源的空间建构与时空分布特征等方面,至此,"健康地理学"作为一门热点学科应运而生。可以说,健康地理学是在传统医学地理学研究基础上转向而来,在近些年逐渐兴起并得到繁荣发展的学科。伴随人类活动增强、地理环境改变以及流行病转型,人们对"健康"的认知由仅仅没有疾病逐渐转移到重视生理健康、心理健康和社会健康等多个维度的良好状态。越来越多的学者开始关注影响不同健康维度的地理环境要素以及它们对健康的作用机制,与疾病相关服务的研究也逐渐转向对健康服务和保健设施的探索。

健康地理学致力于人类生存发展环境与空间以及健康需要的相关研究,其前沿领域和热点话题也随着社会发展与人类健康需求变化而不断改变。当前,地理环境与健康之间关系的研究也由局部单一规律研究向着全面综合性研究发展。

1.1.2 现实背景

1.1.2.1 社会主要矛盾转化与城市发展转型

中国改革开放 40 多年来，蓬勃发展的国民经济与社会文明大幅提升了人民生活品质，我国经济社会发展取得的巨大成就也为世界经济注入了新的活力。然而，目前仍存在国内区域发展不平衡不充分、难以更好地满足人们高质量生活需要等问题。在国家经济发展进入新常态时期，2017 年 10 月，习近平总书记在党的十九大报告中明确指出，我国社会主要矛盾已由"人民日益增长的物质文化需要同落后的社会生产之间的矛盾"转化为"人民日益增长的美好生活需要和不平衡不充分的发展之间的矛盾"。从最初的"物质文化需要"到当前"美好生活需要"的转化表明人民群众的需求逐渐多元化，不断追求"民主、法治、公平、正义、安全、环境"等非物质需求。因此，不能仅使用经济增长速度、国民收入等指标衡量城市社会整体发展状况，而应该将构建美好生活、提升环境质量和改善健康状况等也作为当前城市发展的重要评价指标。其中，"健康"作为人类实现美好生活最普遍的需要，应受到高度关注。目前，新型城镇化的目标是追求平等、幸福、转型、绿色、健康和集约，在此背景下，需要更加重视民生质量、健康水平等"以人为核心"的发展内容。为实现这些目标，城市社会面临着与以往不同的新任务和新挑战，城市发展也亟待转型。

1.1.2.2 健康城市与人本化发展

"健康"既是人类生存的基础，也是城市可持续发展的动力，"健康"影响着每个个体、家庭、社区、城市乃至整个国家。人类社会对于地理环境和健康问题的探讨也始终贯穿城市发展的各个阶段。联合国将"让所有人健康地生活"作为全球可持续发展的重要目标之一。为缓解和应对城市发展中的环境问题对公众健康的正面冲击，多个国家纷纷制定《国家环境与健康行动计划》（National Environment and Health Action Plan，NEHAP）（Kello et al.，1999；Kahlmeier et al.，2002；Karr et al.，2014），以期通过多种措施保护和改善人居环境，进而提高国民健康水平。

推动"健康城市"建设与发展更是将"健康"这一理念的重要性刻入每个城市和个体的成长发展中。1984 年，建设健康城市由世界卫生组织（World Health Organization，WHO）首次提出，旨在解决城市化问题给人类健康带来的挑战，从而实现城市整体的健康状态和可持续发展。健康城市的核心理念是"从城市规划、建设、服务管理到环境等各个方面都以人的健康为中心，将'健康城市'打造成健康环境、健康社会、健康服务、健康文化和健康人群这'五大健康'指标有机结合的发展整体"（傅华等，2019）。从发起至今，"健康城市"建设历经 30 多年，支持无数人在健康环境中促进自身健康发展并提升自身幸福感。中国也高度重视国民健康和城市环境，大力推进"健康城市"建设工作。我国"健康城市"项目从准备、探索、试点到开始建设也经历了漫长岁月。始于 1989 年的国家卫生城市项目为后续建设健康城市奠定了基础；1994 年起，我国健康城市规划建设进入逐步探索和试点阶段；2007 年，正式开启了健康城市项目，更加关注影响居民健康的多种城市环境因素；2014 年，国务院下发《关于进一步加强新时期爱国卫生工作的意见》，从国家层面提出大力支持健康城市建设，加快推进以居民健康为核心的城市可持续发展。现阶段，如何有针对性地解决城市建设中的不良地理环境与健康风险这一难题并实现环境和人类健康协调发展，成为政府、学术界探索健康城市人本化建设与精细化治理的关键问题。

当前，经济增长和快速城市化过程导致地理环境发生巨大变化，不断涌现的城市环境问题亟须重视。由于现代生存环境质量下降、生活与就业等社会压力增加和突发各类公共事件，不仅影响居民身体健康，还容易导致居民产生精神紧张、焦虑、抑郁等负面情绪并对其心理健康造成严重危害。现阶段，人们良好的心理健康状况作为实现美好生活的必然要求以及打造健康城市和可持续发展社会的重要内容显得愈发关键。2017 年党的十九大报告明确提出"实施健康中国战略"，将"国民健康"作为今后国家发展的重中之重。2019 年 7 月出台《国务院关于实施健康中国行动的意见》，并指出"心理健康是健康的重要组成部分"和"实施健康环境促进行动，良好的环境是健康的保障"。"健康中国"战略的实施标志着我国的健康城市建设进入全新的阶段，也意味着未来将举全国之力打造"以人为本、以健康为首"的城市环境来满足人民对美好健康生活的需要，并解决当前公众健康问题，尤其是心理健康问题，从而提升国民健康水平。

1.1.2.3 城市发展面临的严峻挑战：环境问题与健康风险

经济高速增长和快速城市化在促进社会生产力并为城市居民提供就业机会，以及教育与医疗设施等丰富的物质条件的同时，也导致了城市规模急剧扩张、城市空间不断重构、人口数量持续增加，并由此引发了一系列诸如资源过度开发与浪费、生态退化、环境破坏与污染（例如，空气污染、噪声污染、蓝色空间和绿色空间减少、城市热岛效应、建成环境质量不佳等）、社会关系紧张等严重影响城市可持续发展、居民生活质量和健康水平的问题

（Gong et al.，2012；Zhang et al.，2018）。目前，城市发展面临严峻的社会问题和环境问题，除了造成可持续发展滞缓之外，也付出了一定的"健康代价"（周素红等，2020）。

全球约 22% 的疾病和健康问题可归因于环境因素（World Health Organization，2016a）。其中，空气污染是危害人类健康和幸福感的重要环境因素。全球 92% 的人口生活在空气污染程度超过 WHO 限值的区域（World Health Organization，2016b）。空气中的细颗粒物（$PM_{2.5}$，直径≤2.5 μm）是城市最主要的大气污染物之一，$PM_{2.5}$ 污染是导致全球人类患病和死亡的主要原因之一（Lim et al.，2012a）。$PM_{2.5}$ 造成的全球死亡人数从 1990 年的 350 万增加到 2015 年的 420 万（Cohen et al.，2017）。然而，许多城市的 $PM_{2.5}$ 浓度远远超过 WHO 对 $PM_{2.5}$ 浓度的建议值（年均 10 μg/m³，日均 25 μg/m³）（World Health Organization，2006；Kulshrestha et al.，2009；de Miranda et al.，2012；Han et al.，2014）。噪声被认为是四大环境公害之一，WHO 报道称噪声污染导致欧洲每年减少 100 万～160 万伤残调整寿命年（disability adjusted life year，DALY）（World Health Organization，2011）。此外，欧洲超过 30% 的人口在夜间暴露于大于 55 dB 的道路交通噪声中，这将导致严重的睡眠障碍和心理健康风险（例如，焦虑、烦躁、压力等）（Pirrera，2010）。在我国，由于快速城市化、工业化发展和汽车保有量增加等造成的噪声污染日益严重，对居民心理健康的负面影响也逐渐加剧（Ma et al.，2018）。

越来越多的城市居民暴露于地理环境污染中，这对他们的心理健康产生危害，导致负面情绪（例如，烦躁、焦虑、愤怒等）频发，在一定程度上增加了精神疾病发病率（例如，抑郁症、焦虑症）（Lederbogen et al.，2011）。钟南山院士在"2020 北京健康大会·医生云论坛"上也强调心理健康的重要性，认为"当前全球范围内偏重于救治躯体疾病而忽视心理健康，从而造成疾病的恶化及诸多社会问题"。在中国，大约有 1.73 亿人口存在心理健康问题（Xiang et al.，2012）。其中，抑郁症被认为是一种严重的心理疾病，从 2005 年到 2015 年，抑郁症患病率增加了 18%，全世界有超过 3 亿人患有抑郁症（Vos et al.，2016）。因此，在人们日常生活中不良地理环境暴露带来的心理健康危害和情绪风险不容小觑（Helbich，2018）。

地理环境不仅在人们的日常活动中，而且在人们的整个生命过程中，都被认为是影响人类心理健康状况最重要的因素之一。不良地理环境产生的心理健康风险在一定程度上影响了当前城市发展和居民美好生活。因此，有必要对地理环境与心理健康之间的关系展开研究，这也是学术界关注的前沿和热点话题之一（李春江等，2019）。目前，鲜少有研究分析多维度地理环境

（自然环境、建成环境、社会人文环境）暴露水平及其对人们心理健康和即时情绪的影响程度与作用机制，尤其是对即时情绪的相关研究更显匮乏。需要强调的是，在探讨这些问题时应考虑个体时空行为（即日常活动－出行）导致的地理背景不确定性（包含时间和空间两方面的不确定性），才能更精准地开展地理环境的心理效应评估和风险预测。

1.1.2.4 日常活动－出行环境暴露的健康风险预测及预防

2019 年 7 月出台的《国务院关于实施健康中国行动的意见》中指出："人民健康是民族昌盛和国家富强的重要标志，预防是最经济最有效的健康策略。"因此，要明确有利于人们日常活动－出行的地理环境暴露水平，预测环境健康风险，从而加强早期干预，形成有利于健康的生活方式、生态环境和社会环境。要动员全社会落实"预防"方针，加强对环境健康风险的预测能力，采取有效干预措施，预防重大疾病以及预防对心理健康产生的危害。当前，健康风险一部分来源于不良自然环境暴露，还有很大一部分是社会环境带来的风险。"城市时代"面临着公共资源短缺、空间挤压、交通拥堵、环境污染严重、高压快节奏生活和工作，以及本地居民缺乏认同感和归属感、外来人口难以融入、贫富分化、社会排斥等诸多环境和社会问题。这很容易引发人们产生愤怒、悲观、失望、厌世等负面情绪，长期沉溺于消极情绪不仅导致个体出现心理健康问题和精神疾病，少部分个体还会在受到特定环境或事件的刺激下做出危险行为（例如，违法犯罪、扰乱治安秩序等）以及引发社会冲突，严重影响社会稳定及城市健康发展，为城市治理带来难题。因此，如何实现日常活动－出行中环境健康风险预测和及时精准地实施预防措施对于解决上述难题尤为重要。

综上所述，人文地理学从宏观到微观、从静态到动态、从理论到理论与实践并重的研究热点转向加快形成了基于个体行为的城市空间研究框架，促进了理论研究与实践应用的融合发展。行为地理学和时间地理学的理论与技术方法的繁荣发展进一步推动了时空行为研究，个体行为由于时间和空间的不确定性而具有复杂性，也揭示了个体行为和地理环境暴露研究需要考虑"时间"和"空间"两个维度的必要性。同时，健康地理学的兴起与繁荣加快了多维度地理环境暴露的健康效应研究，并强调了"环境健康研究"与"时空行为研究"交叉融合的重要性，这也是本研究的关键点。此外，当前城市发展面临环境问题与健康风险，这对"健康中国"建设发起严峻挑战，也会影响社会经济的可持续发展。尽管地理环境对公众健康的重要性已得到普遍关注（周素红等，2020），但以往对"健康"的认知更加侧重于身体健康（疾病、生理健康状态），相比于国外研究对居民心理健康状况的高度关注，国内研究对心理健康的重视程度还有待加强，缺乏对地理环境与人们心理状况之间复杂联系的深入分析。因此，在"后疫情时代"，不断提升对公众心理健康这一薄弱环节的重视程度，解决城市发展导致的环境健康风险已刻不容缓。此外，深刻剖析地理环境对心理健康的影响机制，并通过改善环境质量来提升心理健康水平，对实现居民"美好生活"以及推动"健康城市"和"健康中国"建设有重要意义。

1.2 研究问题

本研究拟解决的核心问题是"时空行为视角下居民地理环境暴露的心理健康与即时情绪效应"。为此，首先对居民的心理健康与即时情绪水平进行描述，分析各自呈现的空间分异特征以及人群分异特征。在此基础上，探究个体日常活动－出行的时空特征及模式，并阐述基于活动－出行的居民心理健康特征，为后续的实证分析奠定基础。具体解决以下四个问题。

（1）时空行为视角下居民地理环境暴露的心理健康效应。个体不同活动－出行的时空间背景单元内多维度地理环境暴露水平和差异是怎样的？其对个体长期形成的心理健康的影响程度和作用机制是怎样的？

（2）时空行为视角下居民地理环境暴露的即时情绪效应。日常活动－出行空间不确定视角下地理环境暴露对居民短暂产生的即时情绪的影响程度与作用机制如何？从居民活动－出行的时间不确定性视角出发，地理环境暴露对即时情绪的影响是否存在时滞效应、累积效应或即时效应？

（3）时空行为视角下地理环境暴露对即时情绪的影响：心理健康的调节效应。个体活动－出行的地理环境暴露、长期形成的心理健康、短暂产生的即时情绪这三者之间存在怎样的互动关系？全体/不同性别居民的心理健康状况在其活动－出行多维度地理环境暴露影响即时情绪的过程中是否发挥调节效应？若发挥，具体的调节机制、调节效应类型和调节程度是怎样的？

（4）微观空间环境暴露对即时情绪的阈值效应。在上述分析结果的基础上开展实践应用研究，在与人体更密切相关的微观空间内测度微环境暴露水平是怎样的？微环境暴露对即时情绪是否存在阈值效应？若存在，各个微环境要素的阈值、个体保持良好情绪的微环境暴露水平分别是什么？如何改善微环境以规避风险？本研究在个体日常活动－出行的多个微观空间中选取"公交车厢"为例进行分析。

1.3　研究意义

本研究基于个体时空行为的真实地理背景，探讨多个地理环境维度（自然环境、建成环境和社会人文环境）分别对居民"长期形成的心理健康"和"短暂产生的即时情绪"的影响机制，进而深入分析地理环境暴露、心理健康、即时情绪这三者之间的互动关系。最后，在与人体更密切相关的微观空间中进行环境阈值效应和即时情绪风险预测及预防研究。本研究在研究框架、研究尺度与内容、研究数据与方法等理论层面和居民活动-出行空间的环境健康风险预测及预防、环境规划与设计等实践层面对以往研究的局限性进行补充，具有重要的理论和现实意义。

1.3.1　理论意义

1.3.1.1　构建"时空行为-地理环境暴露-健康"研究框架，丰富理论研究体系

以往文献大多基于宏观层面或居住地等微观静态地理背景分析环境健康效应，由于忽视个体日常活动-出行的时空动态本质和实际地理环境暴露水平，导致研究结果存在片面性。近些年，少数学者从理论角度试述这一局限性（周素红等，2020；陶印华等，2021），或基于个体活动空间实证分析个别环境要素的影响（Nuyts et al.，2019）。然而，这些新近研究也较少同时重视个体活动"时间"维度在环境健康研究中的作用，未能充分耦合空间和时间维度并全面考虑个体真实经历的"时空间地理背景"，以及精准测度个体动态环境暴露来分析其对健康的影响。鉴于此，本研究在已有"环境-健康"研究框架的基础上，引入"时空行为"和"地理背景不确定性"等重要概念，构建包括自然环境、建成环境和社会人文环境的多维度地理环境暴露体系，进一步深化为"时空行为-地理环境暴露-健康"研究框架，具体形成"个体时空行为-时空间地理背景-多维度地理环境暴露-心理健康与即时情绪-环境风险防控与健康促进措施"研究脉络。重点探讨时空行为视角下居民地理环境暴露的心理健康与即时情绪效应，以突破先前文献在研究维度和研究视角方面的局限性。本研究有助于推动并深化地理环境与健康研究的"个体化"和"时空动态"发展，能丰富健康地理学理论体系。此外，促进健康地理学、行为地理学、时间地理学、环境心理学、城市

规划等多学科交叉融合及应用，推动形成微观动态研究框架，实现理论创新。

1.3.1.2 推动环境健康研究的时空尺度和内容的更精细化

以往关于环境健康效应的文献，主要将研究范围设定为国家、城市或社区等地理尺度。本研究则基于个体时空行为，借助日常活动－出行日志、GPS 轨迹等时空数据，将"空间尺度"精细化到微观个体层面：一是个体实际经历的日常活动－出行时空，二是与人体更密切相关的微观空间（本研究在个体日常活动－出行的多个微观空间中选取"公交车厢"为例）。关于"时间尺度"的精细化研究也体现在两个方面：一方面，选取居民"心理状态"按照形成时长划分的"长期形成的心理健康"和"短暂产生的即时情绪"两个因变量进行研究；另一方面，在活动－出行空间背景上考虑"时间尺度"，进而形成活动－出行的"时空间地理背景"并基于此探讨地理环境暴露的心理健康效应，此外，也分析"时间不确定视角下"地理环境暴露的即时情绪效应。本研究弥补了先前环境健康文献在时空行为研究方面的不足，揭示了个体的复杂且连续时空行为与内在机理，创新地推动了时空尺度的更精细化研究，丰富了时空间理论。同时，丰富和深化了对个体时空行为、地理环境暴露、心理健康和即时情绪研究的内容与成果。此外，开展环境健康阈值效应研究，强调了分析个体环境暴露对即时情绪的阈值效应的重要性，以及探测各个环境要素的准确阈值并评估环境健康风险的必要性，有助于掌握环境与即时情绪之间的动态联系，并从非线性关系这一新视角理解二者之间的关系和内在机理。

1.3.1.3 促进时空行为环境健康研究的多源数据和多种方法的应用

本研究在运用问卷调查数据和基础地理数据的基础上，结合 GPS 轨迹数据、便携式实时环境监测仪采集的实时环境数据，以及运用生态瞬时评估（Ecological Momentary Assessment，EMA）收集的个体即时情绪信息等多源数据，形成了居民"时空行为－多维度地理环境暴露－心理健康和即时情绪"数据集。实现了"大数据"与"小样本"联动运用，促进了"高精度环境数据"与"基础地理环境数据"互补运用。同时，本研究使用大数据处理与分析、时空可视化、机器学习等方法，集成环境实时监测、健康状况的生态瞬时评估等技术。此外，通过融合多个学科的先进技术手段丰富现有环境健康研究方法。本研究促进了在时空行为环境健康研究中对多源环境数据、时空数据和多种方法的应用，有助于增强研究结果的全面性和准确性，也能充分弥补以往文献在数据应用和方法选择上的局限性，为开展深入研究提供重要支撑。

1.3.2 实践意义与政策启示

1.3.2.1 环境暴露的健康风险防控

不良地理环境暴露导致的心理健康风险已成为严峻的社会问题与挑战，这些环境风险和民众健康损失亟须被公众充分了解以及被政府部门高度重视。因此，关注环境暴露对健康的阈值效应和环境健康风险具有重要的现实意义，将阈值效应研究的结果转化成环境标准，确定环境暴露水平建议值并提出切实可行的防控和治理措施，以减轻环境危害并改善居民健康状况。

本研究在个体日常活动 – 出行的多个微观空间中选取"公交车"这一内部环境污染较严重的典型微观空间为例开展研究，有助于交通规划者和公交运营商深入了解公交车内微环境的健康风险程度和诱发因素，以便尽早采取干预措施，实现公交出行微环境风险的早期防控。由于政策制定者尚未针对公交车内各种微环境指标制定科学合理的建议标准，因此，本研究得出的微环境阈值能为交通管理和公交车内的环境标准制定起到参考作用。同时，相关研究结果（例如，公交车乘客的微环境暴露水平建议值）和公交微环境改善措施还可以应用于其他城市的公交出行环境设置与改善。此外，以"公交车"为例的实践研究思路也能为其他活动 – 出行微观空间内实现环境健康风险评估和精准防控以及有针对性地实施治理措施等起到借鉴作用，具有重要的实践意义与公共政策价值。

1.3.2.2 城市居民健康促进措施和活动 – 出行空间规划策略

地理环境要素在不同活动/出行空间内发挥的健康效应存在差异。具体地，心理健康更易受到建成环境和社会人文环境的影响，而对即时情绪来说，实时自然环境的影响更显著。这些研究结果对城市规划师在设计健康社区、开展不同类型活动/出行空间的环境规划和健康资源配置方面具有重要的实践价值，有助于支持人们相应的健康行为并改善心理健康和即时情绪。同时，本研究强调在对部分建成环境要素进行规划与设计时，不能只关注环境要素密度的高低，还需要综合考虑多重因素。

本研究具有紧迫性和现实意义，能为公共卫生与城市规划等政府部门管理和指导健康资源配置与供给、环境健康风险评估与精准防控、制定和完善环境治理措施等提供决策依据。同时，本研究也为制定健康空间规划策略、设计微观空间环境标准等提供实证支撑。本研究有助于规避或降低不良环境暴露导致的个体心理健康危害和情绪风险以及由此引发的社会风险，切实提升环境品质和国民健康水平，从而稳步推进人本化"健康城市"发展并助力"健康中国"建设。

第 2 编 理论

第2章 理论基础

2.1 概念界定

2.1.1 时空行为

个体的任何活动都被称为"行为"，在时间地理学的语境中，这些"行为"占据一定的时间和空间，因而称之为"时空行为"。时空行为研究以一个全新且独特的视角解读人类复杂多样的行为模式与地理环境之间在时间和空间上的互动关系（Kwan，2002a；Timmermans et al.，2002；Miller，2004），并逐步发展为城市地理学、健康地理学、城市规划等领域中的研究重点之一（Kwan，2002b；柴彦威、塔娜，2013）。本研究中个体的"时空行为"包括在各类场所/空间开展的日常活动（例如，居住、工作、购物、就医等）以及连接各个活动之间的出行行为，二者共同构成了本研究中探讨的"日常活动－出行"。

2.1.2 地理背景

地理背景是健康地理学研究的一个重要概念，其界定方式如何影响个体健康结果已成为健康地理学研究的新方法论问题。地理背景不确定性问题认为个体在时间和空间上的移动导致静态地理背景界定方式与真实地理背景作用空间存在偏离，而偏离程度会影响地理环境变量对个体效应的分析结果（Kwan，2012a；2012b）。将这一概念应用于健康地理研究中，蕴含三层含义：①静态地理背景（例如，街区、社区、居住地等）与个体日常活动－出行的实际地理背景存在一定差异，前者难以准确反映影响个体健康的真实地理环境暴露水平。因此，当忽略个体时空行为（即日常活动－出行）及其实际经历的动态地理背景，仅基于静态地理背景展开分析，可能导致研究结果偏差。②即使其他影响因素相同，环境健康效应也会因地理背景的不同而产生差异。③地理背景不确定性问题源于时间不确定性和空间不确定性两

方面，其本质在于未认识或获取到最真实地理背景的时空格局和构造
（Kwan，2012a；Wang et al.，2018a）。

2.1.3　地理环境暴露

地理环境是人类赖以生存发展的重要物质基础，也是影响人类健康的关键因素（Yang et al.，2010；王玉明，2011；Pop et al.，2015），由自然环境、建成环境和社会人文环境构成。这三种环境维度在地域和结构上既存在独特性，也互相联系，从而构成统一的地理环境体系。可能影响健康状况的自然环境要素主要包括空气、噪声、温度、湿度、绿地、蓝色空间（湖泊、河流等水体）。建成环境是在自然资源和条件的基础上经由人类社会开发建设形成的人造环境，是城市规划建设在空间上的反映。建成环境能为人类多种活动提供支持，也是影响健康的重要因素。可能影响居民健康的建成环境要素主要包括医疗设施、交通设施、休闲娱乐设施、健身设施、公共服务设施等。社会人文环境包括经济环境（社会资本、社会经济结构等）、社会环境（社会交往、社会网络、社会安全等）、文化环境（文化习俗、行为习惯等）等。

地理环境对人类健康的影响是健康地理学的重点研究内容，也是环境科学和公共卫生研究的交叉前沿领域，其影响特征和作用机制的研究需要理论与技术创新。"暴露科学"概念的提出与发展（Lioy & Rappaport，2011；Lioy & Smith，2013；白志鹏等，2015），进一步拓宽了新的交叉学科"环境暴露学"的内涵和外延，使人群暴露于外部污染源的研究得到了空前的重视，也吸引了众多学者关注地理环境暴露导致的健康问题。"环境暴露学"是涉及传统的环境科学、毒理学、流行病学、健康学和风险评估等学科的交叉研究领域（李小平，2016）。污染物环境行为、人群暴露于环境污染物的风险及预警、环境健康效应等都是环境暴露学的研究热点。通过梳理已有文献发现，当前多数研究仍强调人群暴露于自然环境及污染源（例如，空气污染、水污染、噪声污染等）引发的疾病和对人们健康造成的危害。然而，地理环境不仅包括自然环境，还包括与人类生存发展息息相关的建成环境和社会人文环境，它们也会影响人类健康水平。因此，本研究中对影响居民健康的"地理环境暴露"进行扩展并定义为：居民与包括自然环境、建成环境和社会人文环境在内的多种地理环境要素直接或间接接触，使他们暴露在地理环境中的状态或交互作用过程。基于此概念，本研究深入探讨地理环境暴露对居民健康的影响机制。

2.1.4 心理健康与即时情绪

"健康"通常被简单地定义为:"人的机体处于正常运作状态且没有疾病。"这是传统的健康观,认为"无病即健康"。然而,现代的健康观则是"整体健康",其含义多元且广泛。1948 年,世界卫生组织(World Health Organization,WHO)给出关于"健康"更加全面和权威的定义:"健康是一种在身体、心理和社会层面的完满状态,而不仅仅是没有疾病和虚弱的状态。"关于"健康"的这一明确定义,将"健康"从生物学意义,进一步扩展到包括生理、心理和社会三个层面的健康状态。与国外的地理环境和健康研究中对人类心理状态的重视程度相比,我国地理学界关注个体心理状态及其地理环境影响因素的文献还很有限。为此,本研究将重点关注居民的心理状态,对"心理状态"根据形成时长划分的两个维度"长期形成的心理健康"和"短暂产生的即时情绪"进行深入分析。

2.1.4.1 心理健康

"心理健康"是一种长期形成且持续的心理状态,反映外界环境对个体心理状态的长时间影响。良好的心理健康水平,让人们具有正面的心理感受,可以深刻认识并发挥自己的潜能,以及积极地应对压力并富有成效地工作(World Health Organization,2001;刘华山,2001)。

心理健康评价更关注居民的"主观性",常借助自评量表进行测度。尽管自评量表无法完全避免参与者为回避尴尬或迎合调研目的而隐瞒部分真实感受的可能性,但相比大多数方法,自评量表有效且可操作性强,依然是获取参与者心理健康状况的最佳途径之一。世界卫生组织五项身心健康指标(World Health Organization's Five Well-Being Indexes,WHO-5)是先前研究中被广泛使用的心理健康测评量表(World Health Organization,1998;Bech et al.,2003;Primack,2003;Topp et al.,2015),共包括 5 项条目,参与者根据一段时间内的心理健康状态进行自评,每一项均使用 Likert-5 级评分,从 1 分(从未有过)到 5 分(总是),这 5 项条目的得分总和用于反映参与者的心理健康水平(见表 2 - 1)。

表 2-1　心理健康测度量表

名称	世界卫生组织五项身心健康指标①
内容	①我感觉快乐，心情舒畅； ②我感觉宁静和放松； ③我感觉充满活力、精力充沛； ④我睡醒时感到精神饱满，并得到了足够休息； ⑤我的日常生活充满了有趣的事情
得分和评价标准	5～8分：心理健康状况非常差，精神问题严重。 9～12分：心理健康水平较低，在日常生活中有中度的精神疾病或心理问题。 13～16分：心理健康状况一般，伴有轻微的精神不佳等问题。 17～20分：有良好的心理健康状况，几乎没有精神问题。 21～25分：心理健康水平非常高，心理状况非常好

2.1.4.2　即时情绪

"即时情绪"是指短暂或瞬间形成强度不同的、包含多种情绪或情感的心理状态（Li et al.，2018），具有较强的瞬时性和动态性。即时情绪不仅是人们精神健康状况在短时间内的综合反映，也是个体应对外界事物（地理环境）变化而快速表现出的动态感受和相应的行为反应（Zhang et al.，2020）。健康地理学越来越重视人与地理环境的动态交互过程，关注在实际地理环境中研究个体的即时情绪状态和行为方式。

正性负性情绪量表（positive and negative affect scale，PANAS）是广泛使用的权威情绪测度量表（Watson et al.，1988；Bergstad et al.，2011；Ettema et al.，2012；Olsson et al.，2013；Glasgow et al.，2018），由 20 项条目组成，参与者根据当前的即时情绪状态进行自评，每一项均使用 Likert-5 级评分，从 1 分（没有）到 5 分（极强）。该量表包括积极（正面）情绪测度和消极（负面）情绪测度两个方面。其中，积极情绪测度②（包括 10 项条目：感兴趣的、精神活力高的、劲头足的、热情的、自豪的、备受鼓舞的、意志坚定的、注意力集中的、有活力的、警觉性高的）得分高表示人

---

① 原文：①I have felt cheerful and in good spirits；②I have felt calm and relaxed；③I have felt active and vigorous；④I woke up feeling fresh and rested；⑤My daily life has been filled with things that interested me.

② 原文：Interested；Excited；Strong；Enthusiastic；Proud；Inspired；Determined；Attentive；Active；Alert.

们情绪愉悦、精力旺盛且全神贯注，得分低则表明人们情绪低落且淡漠倦怠。消极情绪测度①（包括 10 项条目：心烦的、心神不宁的、内疚的、恐惧的、敌意的、易怒的、害羞的、紧张的、坐立不安的、害怕的）得分高表示人们主观感觉苦恼、情绪低落，而得分低则表明人们情绪状态较为平静。在具体的实地调查和研究中会根据实际情况选择该量表的部分条目。

生态瞬时评估（ecological momentary assessment，EMA）被用于实时评估个体暴露于当前地理环境的即时情绪与感知反应（Ebner-Priemer & Trull，2009；Kanning & Schlicht，2010；Steptoe & Wardle，2011），广泛适用于健康地理学、环境心理学、社会学和行为学等研究领域（Shiffman，2009；Van der Krieke et al.，2016；Su et al.，2022）。运用 EMA 收集的即时情绪信息精准有效，个体即时情绪在环境变化的瞬间就被捕捉，能大幅减少数据收集过程中由于回忆偏差导致的信息失真（Shiffman et al.，2008；Dockray et al.，2010；Kirchner & Shiffman，2016；Mennis et al.，2017；2018）。

相比关注地理环境对居民长期形成的心理健康的影响，以往文献更少探讨地理环境暴露的即时情绪效应。这表明环境健康研究中的很多领域仍在被发现与探索中；同时，当前对个体即时情绪信息的捕捉以及对影响即时情绪的时空动态地理环境的收集、处理等技术手段还有待改进。

2.1.4.3 心理健康与即时情绪的联系

本研究关注的"心理健康"和"即时情绪"是人类心理状态根据形成时长而划分的两个方面，并作为独立的两个因变量进行分析。"长期形成的心理健康"和"短暂产生的即时情绪"也可能相互影响。其中，心理健康是维持即时情绪稳定的基础，拥有良好心理健康水平的人在面对外界环境快速变化及突发事件时更可能保持稳定或积极的情绪状态。即时情绪则是累积形成心理健康状况的关键因素，长期的积极情绪累积有益于形成较好的心理健康状况，而长期的消极情绪累积很可能导致不良心理健康状况。

本研究将充分探讨地理环境暴露的心理健康效应；同时，补充以往文献中鲜少涉及的地理环境暴露对即时情绪的影响分析。在此基础上，进一步探讨居民活动－出行中多维度地理环境暴露、心理健康、即时情绪这三者之间的互动关系。

---

① 原文：Distressed；Upset；Guilty；Scared；Hostile；Irritable；Ashamed；Nervous；Jittery；Afraid.

2.2 健康地理学研究进展

2.2.1 国外研究进展

2.2.1.1 研究阶段划分

健康地理学（health geography）是基于传统医学地理学（medical geography）研究逐步发展而来的。1792 年，德国学者 Leondard Ludwig Finke 率先提出"医学地理学"这一概念并将其定义为"对世界所有人口居住地区的特征进行医学描述"，国外学术界逐渐开始一系列有关医学地理学的研究。1951 年，医学地理学首次被纳入地理学学科体系，此后医学地理学在理论分析和实际应用方面迅速发展，其涉及的领域广泛，研究内容丰富。

医学地理学是运用地理学的观点和分析方法研究与疾病、医疗、卫生保健等有关内容的学科。它从自然生态学视角出发，重点关注自然地理环境与疾病之间的联系以及影响机制，包括探究人类多种疾病（例如，流行病、传染病、慢性病等）的发生以及传播的地理特点和空间分布规律、绘制疾病地图、关注多种自然环境要素（尤其是环境污染、环境中化学元素缺乏和过剩）的致病风险、分析医疗机构和保健设施的区域配置合理性与可达性。而健康地理学在传统医学地理学研究的基础上，借助社会理论和人文地理学的观点与方法，增强对"健康"这一定义的研究深度和广度，研究内容更加关注地理环境（自然环境、建成环境、社会人文环境）对多维度健康状况（生理健康、心理健康、社会健康）的影响。相比医学地理学较为悠久的历史，健康地理学作为一门学科正式出现的时间并不长，但其研究内容十分丰富，并且研究成果意义重大。

健康地理学的发展主要经历了以下三个阶段：①萌芽阶段。20 世纪 70 年代，在地理学"社会 – 文化"转型背景下（Capel，1981；王兴中，2004），传统医学地理学发生巨大变革，研究重点逐渐由自然环境要素（污染源）引发疾病转向多个维度地理环境（自然环境、建成环境、社会人文环境）对居民生理、心理及社会健康的影响，医疗设施及医疗场所在地理空间上的分布、服务使用及其与健康状况之间的关系，以及医疗资源供给的时空可达性和公平性对人类健康的影响等内容，实现了由"医学"向"健康"的转向与发展（约翰斯顿，2004）。1976 年，在第 23 届国际地理学大会期间，国际地理联合会设立"健康地理"工作组，强调在研究各类疾病的同时，也应加强对公众多种健康问题的探讨。到了 20 世纪 80 年代，为突出社会及经济发展对健康的重大影响，该工作组升级并更名为"健康与发展"专业委员会。②成长阶段。20 世纪 90 年代是健康地理学逐渐兴起和发展的阶段，学者们提出变革后的医学地理学包括两个分支（Kearns & Moon，2002；Smyth，2005；Andrews & Evans，2008）：一是生态医学地理（ecological medical geography）（或地理病理学，geographic pathology），其主要关注上文提到的传统医学地理学长期以来的研究焦点。二是新的健康地理学（Kearns，2010），Kearns 认为，提出"健康地理学"并不是否定或取代传统医学地理学，它是医学地理学成长和发展中的重要分支，也是传统研究在不断深化过程中形成满足当今环境发展和人类健康需要的现代科学。③繁荣阶段。健康地理学的观点在提出后曾遭到过批判和反驳，但经过近些年的蓬勃发展，健康地理学不论是对传统医学地理学研究内容的继承，还是在多维度地理环境与健康作用机制层面上的创新和发展都取得显著成绩。当前，涌现出大量地理环境与健康的综合性研究成果。

2.2.1.2 研究进展分析

良好及稳定的健康状态是指地理环境与人体处于"平衡"的状态，健康地理学的研究核心即是探讨二者"平衡"被破坏的原因、趋势及其时空模式，以及分析维持或促进这种"平衡"的最佳方式和有利环境条件。健康地理学不仅是医学地理学研究的转向与革新，也是多个学科交叉融合形成的重要学科。关于健康地理学对传统医学地理学研究的继承部分将不再赘述，本节讨论在地理学"社会 - 文化"转型背景下，国外健康地理学区别于医学地理学的研究要点：研究理论、研究内容、研究方法和研究尺度。

（1）研究理论。健康地理学的研究理论主要包括两点：①地点理论。健康地理学对地点理论的重视是其最大的理论创新之一（Kearns，2010），也是其对医学地理学研究中"空间"这一地理学核心概念的重申和强调。"地点理论"的运用体现在两方面：一是居住区或其他空间的环境健康效应。相比医学地理学，健康地理学重点关注"地点"本身的特征与意义，以及其地理环境对健康（生理健康、心理健康）的影响，同时探究相关健康设施的空间分布等。二是日常活动空间的社会健康影响。健康地理学更加关注个体对所处"地点"的感受（例如，满意度、地方感等）。因此，恰当的"地点"、良好的环境及充足的活动空间有助于个体对该"地点"归属感的建立并增进人们之间的交流和互动，从而构建和谐共融的社会环境并促进居民社会健康水平的提升。此外，完善的医疗健康设施资源是"地点"为保障居民健康必不可少的要素，也是满足人们基本生活需求和提高地方满意度的重要因素。因此，在一定程度上要求医疗服务及康体设施的空间分布规划应格外重视"地方性"，包括在实施规划前充分收集当地居民健康信息以及根据居民实际需要提供对应的健康服务及设施等。②多学科理论的运用。健康地理学的研究重点已由注重自然环境的致病风险及健康危害转向关注包括自然环境、建成环境和社会人文环境等综合地理环境对健康的作用机制和影响程度。由于健康地理学研究内容的复杂性和全面性，促使其借鉴多学科（例如，地理学、医学、保健学、环境科学、社会学等）的研究理论和方法以丰富并发展自身研究内容。医学地理学的实证主义方法和人类学方法突出"理性"这一特点，缺少一些人本主义关怀。相反地，健康地理学研究创新地引入了人文地理学和社会地理学的相关理论，突出了"新人本主义"，强调在"以人为本"的背景下开展相关研究（Ville & Khlat，2007）。

（2）研究内容。虽然不同时期的健康地理学研究内容存在差异，但总体呈现出更全面和更深入的研究阶段特征。目前，国外健康地理学已进入崭新的发展阶段，研究内容主要包括五个方面：①自然环境、建成环境与社会人文环境要素交互作用的健康效应。健康地理学研究认为"健康"是涉及自然科学和人文科学的复杂问题，为避免分析结果偏差，应探讨多个环境维度对健康的影响。因此，健康地理学考虑自然环境对健康影响的同时，也认为个体健康状况会受到建成环境（例如，交通、休闲娱乐、生活服务、医疗保健等设施）及社会人文环境（例如，城市化发展、人口结构、邻里关系等）要素的影响（杨林生等，2010a；杨林生等，2010b）。②社会公平性与时空可达性。相关研究主要集中在健康资源分配不均导致的人群健康水平差异以及医疗保健服务和设施的可达性等方面。"社会公平"被认为是关系人类生存发展的重要问题，在一定程度上影响人们的生活方式、患病率、过早死亡风险等（Cutchin，2010）。以往研究表明，不同区域的城市化进程和经济发展水平差异较大，导致地区内部的收入、产品及服务等分配不均，也由此造成居民在日常生活中获得居住环境、就业、教育及医疗资源和社会支持等方面的不公平现象，导致人群健康水平差异显著，进而影响社会发展。例如，低收入群体的居住区或日常活动空间的环境、物质条件（医疗资源等）及卫生状况等相对于高收入群体较差，可能导致低收入群体的患病率和死亡率高于高收入群体（Coen & Ross，2006）。这种由于社会资源分配不均导致的健康不平等是一种"非自然"现象，还需要较长时间来缩小这种"不公平"造成的群体健康差距。健康资源配置与服务设施供给的时空可达性也是健康地理学的热点话题。先前研究发现居民前往健身场所的时间和距离、医疗卫生机构的建设等级、数量和设施完善度等都会影响人们对这类资源的可达性，进而导致不同群体的健康状况差异（Pearce et al.，2006）。
③弱势群体健康问题。弱势群体是指在社会生产和生活中群体的力量、权力相对较弱，在分配、获取社会资源等方面较少、较难的群体，包括女性、青少年、老年人、残疾人、低收入人群、失业者等。可以划分为生理性弱势群体和社会性弱势群体两类，前者主要因为明显的生理原因（例如，性别、年龄、残疾、疾病等）而成为弱势群体，后者则是由于经济及社会因素（例如，收入低、失业、受排斥等）造成其陷于弱势地位。关注地理环境暴露对弱势群体的健康效应也是健康地理学的研究重点之一，相关研究主要围绕弱势群体日常生产生活中由环境带来的健康风险、在各类资源和设施获取及使用过程中的不平等现象，以及由此引发的健康差异等方面展开。总体上，"公平性"是这些研究的切入点，具体内容包括：一是女性健康问题。当前社会存在男性和女性在生产生活中一些方面的不公平现象，由于性别差异而导致男性和女性群体的健康水平差异。此类研究旨在推动女性享有平等的健康资源和机会，消除由于性别原因造成的医疗健康资源占有度、就业和受教育机会、收入等显性的不平等现象，以及家庭事务分配不均导致的女性休闲活动减少等隐性的不平等问题（Smith et al.，2011），从而提高女性的健康水平并满足自我价值实现的心理需求。二是青少年健康问题。现有文献对青少年的关注主要集中在其身边及外界因素对他们的成长和健康的影响，例如，家庭关系、社会关系（老师和朋友）、社会支持等因素，以及互联网使用、药物滥用、日常习惯等因素。学者们强调对青少年健康的关注，并且呼吁各国政府部门完善青少年保护机制。三是人口老龄化和老年人健康问题。部分地区人口老龄化现象严重，目前，人口老龄化的成因及时空差异、社会人口老龄化对区域发展的影响、老年人的健康状况、养老需求、保健机制及医疗卫生设施的可达性等方面均是健康地理学领域针对老年人健康的热点问题（Andrews et al.，2007）。通过分析老年人对医疗卫生及养老设施的时空可达性，进而合理布设老年人健康资源与服务设施，有助于提升他们的健康水平。④医疗保健服务的空间关系及健康效应。针对医疗保健服务及设施空间分布模式及其健康效应的探索是健康地理学空间研究的具体体现。⑤健康地理制图研究。这是健康地理学应用性研究中发展最快的方法和展示成果的重要手段之一。结合地图学的原则和方法，引入大量数据与技术，通过建立空间模型反映研究结果的空间关系，并基于此编制各类健康或疾病地图集（刘晓霞等，2012）。由于地图具有直观性、综合性和精确性的特点，可以准确反映环境健康风险的地理空间分布规律，有助于研究人类健康状况和疾病的时空动态变化。

（3）研究方法。健康地理学的研究方法主要包括以下两个：①定性和定量研究。相较于传统医学地理学，健康地理学研究更关注多维度地理环境（自然环境、建成环境和社会人文环境）的健康效应（Curtis & Riva，2009）。研究目标和内容的转移带来了研究方法的改变。伴随"社会－文化"转型以及对"新人本主义"的重视，定性分析方法在一定程度上被认为更具"人本性"。因此，大量定性分析应用于健康地理学研究（Cutchin，2010）。需要强调的是运用定性分析方法并不是对定量方法的否定，事实上，在健康地理学研究和实际应用中更多是将定性分析与定量方法结合使用。②空间分析技术。健康地理学研究强调空间分析技术的应用。伴随技术的快速发展，具有强大时空分析功能的空间分析技术和手段在健康地理领域得到广泛应用。例如，用于空间数据管理、综合分析空间影响因素和时空分布规律，为环境健康研究、疾病监测、健康规划和管理等领域提供了强有力的可视化工具和技术支撑。

（4）研究尺度。健康地理学关注国家、城市、社区以及微观个体等不同空间尺度的地理环境对健康的影响。早期研究主要从宏观地理尺度出发，分析国家、城市层面的居民健康状况和环境风险。随着研究的不断深入，逐渐采集到居民的居住区/社区周边、特定活动场所的环境数据，使得健康地理研究由宏观尺度逐渐转向微观尺度。微观尺度下的环境健康研究内容主要包括以下两个：①邻里环境对居民健康的影响。居住区/社区是居民重要的活动空间之一，因此，研究邻里环境的健康效应尤为关键。已有研究表明，邻里自然环境、建成环境（公共服务设施、生活基础设施等）以及社会人文环境（经济水平、邻里和睦度、犯罪率等）与居民健康状况显著相关，邻里环境的差异也会在一定程度上导致居民健康水平呈现差异化（Cummins et al.，2007；Druyts et al.，2008）。②特定微观空间的研究。探讨医院、健身场所等微观空间的选址，分析建筑物内部环境特征及其对居民健康的影响等（Kornberger & Clegg，2014）。

2.2.2 国内研究进展

相比国外较完善的健康地理学研究体系和较成熟的研究理论与成果，国内健康地理学是一门新兴学科，学者们对健康地理学的认识和研究仍处于探索与发展阶段，相关研究理论和内容有待进一步丰富与深化。

2.2.2.1 研究阶段划分

健康地理学是医学地理学的重要分支和现代研究，是在传统医学地理研究基础上的深化与创新。中国医学地理学研究起步相对较晚，直至 20 世纪 50 年代，我国医学地理学研究才进入崭新的发展阶段，相关工作才得到学术界的重视。此后的 30 多年成为中国医学地理学发展的关键时期。医学地理学在国内正式作为一门学科始于 20 世纪 90 年代。1990 年 8 月，"中国地理学会医学地理专业委员会"成立，该委员会有力地领导并推动了国内医学地理学事业的发展。

我国健康地理学是进入 21 世纪后才有文献明确提出的专业术语，至今已有 20 年左右的发展历史。目前，国内相关研究还处于探索阶段，"中国地理学会健康地理专业委员会"的成立意味着中国地理学界对这一领域的重视。

2.2.2.2 研究进展分析

国内健康地理学的研究内容大体集中在六个方面：①疾病地理研究。以流行病、传染病为核心的疾病地理研究是主要研究内容之一。由于我国健康地理学的发展历程尚浅，因此，大部分研究内容仍然延续医学地理学的研究。但是，近年来的研究重点有所改变，强调疾病的时空分布规律、分析造成这些疾病的地理环境特征以及各类疾病的防治措施。②环境健康风险评价。20 世纪 90 年代起，我国开始引进环境风险评价理论和技术体系，结合国内环境污染现状，开展一系列环境健康风险评价工作。一是从环境污染物暴露途径关注空气、水、土壤中的污染物的时空分布及其与人类活动模式的关联性。二是从环境污染物种类关注单一污染物暴露的健康风险和多种污染物暴露的健康危害。三是对区域环境健康进行综合评估以及对特定场所环境污染进行健康风险评估。③全球环境变化对人类健康的影响。④城市化进程中的城乡环境健康问题。随着我国城市化进程加快，城乡环境变化、居民生活方式转变和人口流动等对城乡居民健康水平产生影响，人群健康状况差异化明显。流动人口是城市建设的重要参与者，其健康状况不仅关系到自身生存发展，也关系到健康城市建设与社会可持续发展，这一特殊群体的健康问题逐渐成为重大的公共卫生问题和突出的社会问题，并受到社会各界的广泛重视。现有文献涉及流动人口的医疗和社会保障、邻里环境与健康、幸福感等方面。有研究发现，流动人口的心理健康比本地居民差（Tinghög et al.，2007；曾智等，2013），流动人口的主观幸福感水平较低（刘义等，2018）。⑤GIS（geographic information system，地理信息系统）、RS（remote sensing，遥感）等技术的应用。一是关注人群健康水平的空间分异，疾病的发生、扩散及流行的时空分布规律。二是通过空间分析技术揭示环境要素与某些疾病、健康状况的空间关系。三是通过分析疾病与地理环境之间的关系，建立环境疾病风险诊断模型；同时，对特定疾病建立疾病传播和扩散模型。四是进行疾病和健康状况实时监测。五是在借助 GIS 及其他相关技术进行环境质量模拟的基础上，添加暴露评估和健康效应评估的相关内容，实现环境健康风险评估的空间化。六是进行环境健康信息系统的构建与管理。⑥弱势群体的健康问题。国内健康地理研究关注人口老龄化这一领域，例如，中国城乡人口老龄化及养老保障，老年人的时空行为和建成环境对他们健康、主观幸福感的影响（周素红等，2019）。也有研究关注养老模式、养老机构的空间配置、老年医疗的时空可达性等方面。在对女性群体的研究方面，已有文献从女性主义地理学视角关注女性居民日常活动、出行和环境影响因素及其对她们健康水平的影响机制（何嘉明等，2017；宋江宇等，2018）。此外，健康地理研究也有针对青少年群体的关注（周素红等，2018）。

综上所述，当前研究不仅关注疾病与地理环境要素（特别是自然环境）的关系，也尝试分析个体多维度健康状况（生理健康、心理健康和社会健康）与自然环境、建成环境及社会人文环境之间的联系。此外，随着健康地理学研究的深入，学者们逐渐引入在时间地理学和行为地理学中提出的"时空行为"与"地理背景不确定性"等概念。因此，分析时空行为视角下多维度地理环境暴露的健康效应不仅是健康地理学新的研究内容，也是多学科交叉融合产生的新研究热点，具有一定的理论和实际意义。

2.3 居民心理健康与即时情绪的地理环境影响因素

根据以往健康地理学、环境心理学的研究内容，个体心理健康和即时情绪很可能受到其所处空间的自然环境、建成环境和社会人文环境的影响。

2.3.1 心理健康的地理环境影响因素

2.3.1.1 自然环境

先前研究表明，空气、噪声、绿地、蓝色空间等多种自然环境要素会直接或间接地影响居民的心理健康，但不同要素的影响程度存在差异，本节将具体分析以往文献中自然环境暴露与心理健康的关系。

（1）空气污染。空气污染对健康的影响和作用机制研究已成为健康地理学、环境医学、环境心理学等众多学科关注的热点前沿。大量文献证实，空气污染会直接影响人体神经系统、呼吸系统和心脑血管系统（Genc et al.，2012；Sagai & Winshwe，2015），危害生理健康，导致住院率、患病率

28

和死亡率持续上升（Zuurbier et al., 2011；Leiva et al., 2013；Shah et al., 2015）。空气污染对人类心理健康的负面效应也不容小觑（Shin et al., 2018）。长期暴露于空气污染物（例如，$PM_{2.5}$、PM_{10}等）会增加个体的心理压力（Sass et al., 2017；Jung et al., 2019），加重抑郁、焦虑状态（Lim et al., 2012b；Pun et al., 2017；Buoli et al., 2018），加大罹患精神疾病的风险（Ioannidis, 2019）。空气污染也会导致个体认知能力下降（Lo et al., 2019），并增加自杀倾向（Min et al., 2018）。而短时间暴露于$PM_{2.5}$与急性精神疾病的发病率显著正相关（Kim et al., 2019；Liu et al., 2019a）。关于空气污染间接诱发抑郁症的作用机理也已得到详细阐述，主要包括三种：一是大气有害微颗粒通过进入人体血液或循环系统，损害心脑血管系统，引起神经系统发生病理变化，从而增加患抑郁症的风险（Lim et al., 2012b；Cho et al., 2014；Wang et al., 2014；Pun et al., 2017；Buoli et al., 2018）。二是空气污染通过降低居民从事户外体力活动意愿，进而减少体力活动的健康益处，导致心理健康水平下降（Giles & Koehle, 2014；Andersen et al., 2015；Sinharay et al., 2018）。三是空气污染可能会减少居民前往公共场所的意愿和停留时长，阻碍人们之间的社会交往，也减少个体获得社会支持的机会，这可能会增加个体患抑郁症的风险（Wang et al., 2019a）。

WHO 报告显示："中国是$PM_{2.5}$污染重灾区，绝大多数城市$PM_{2.5}$浓度存在不同程度超标现象。"大气颗粒物污染一直是影响我国众多城市空气质量的首要因素，导致每年有 120 万～150 万人过早死亡，占全国过早死亡总人数的 48.51%。同时，我国居民的心理健康状况受到空气污染危害的概率也显著增加，需要引起社会各界的重视。当前关于空气污染的健康效应研究主要集中在空气污染对人体生理健康的影响方面，也有部分研究探讨空气污染与心理健康及精神状态之间的关系（Wang et al., 2018b；Yin et al., 2018；Sui et al., 2018）。

（2）噪声污染。噪声是 21 世纪城市四大环境公害之一，噪声污染严重影响了人们的日常生活和心理健康水平（Hammersen et al., 2016；Seidler et al., 2017）。大量文献关注交通噪声与心理健康，但对二者关系的研究结论并不一致（Héritier et al., 2014；Roswall et al., 2015；Dzhambov et al., 2017）。近年来，越来越多的研究关注居住区/邻里噪声对健康的影响，认为人们感知的居住区/邻里噪声与较差的自评健康和不良心理健康有关。也有文献分析道路交通噪声、机场噪声对心理健康的影响，表明其与个体心理健康及感知压力显著相关，能造成严重的精神伤害（Hammersen et al., 2016；Jensen et al., 2018）。此外，部分实证研究发现多种噪声污染源（道路交通、轨道交通、工业、商业）与多种心理症状（包括焦虑、压力、睡眠障碍等）的产生有关（Ma et al., 2018；李春江等, 2019）。

（3）绿地。绿地是自然环境中至关重要的一部分，有着区别于其他自然环境要素的特性，能对人类心理健康起到独特的影响（Zhang et al., 2018）。先前研究的内容主要分为两类：一类是关注绿地直接影响心理健康。结果表明，二者呈现显著的正相关关系，人们直接暴露于绿色空间有助于提高心理健康水平以及预防精神疾病（Van den Berg et al., 2010；Astell-Burt et al., 2014；Wood et al., 2017；Sarkar et al., 2018；Zhang et al., 2019；Wang et al., 2019b）。另一类是探讨绿地通过中介要素（或通过一些途径）间接作用于心理健康，从而发挥改善心理健康状况、减轻精神压力、缓解疲劳、提高注意力和促进重塑自我能力等作用。例如，绿地为居民提供体力活动和社会交往的场所，通过促进体力活动（Zhang et al., 2018）、创造适宜步行的条件、增加社会凝聚力和对绿地的满意度等间接提升心理健康水平（de Vries et al., 2013；Liu et al., 2019b）。此外，也有研究分析了城市化对居住区绿地与居民抑郁水平之间关系的调节作用（Liu et al., 2019c）。关于居民暴露于绿地对其心理健康的影响在不同文献的结论中也存在一些差异。上述研究主要利用遥感数据测算研究区内的绿地率、归一化植被指数（Normalized Difference Vegetation Index，NDVI）以及利用街景数据提取绿地率等。基于此，Wang et al.(2019c) 对比了不同测算方式下城市绿地率及其与成年人心理健康之间的关系，得出差异化的研究结果。

（4）蓝色空间。蓝色空间被定义为以"水"为主要特征的可达的户外环境，指在活动空间中所有可见的地表水，包括湖泊、河流和沿海水域等（Gascon et al., 2015；Grellier et al., 2017）。一些研究认为暴露于蓝色空间可以直接提高人们的心理健康水平和幸福感，并预防疾病（Nutsford et al., 2016；de Bell et al., 2017；Garrett et al., 2019），也可以通过缓解压力、增强社会交往和地方依恋等方式保持良好的心理健康状态（Grellier et al., 2017）。也有文献探讨并比较蓝绿空间对心理健康的直接或间接影响，结果表明，绿色空间（绿地）与心理健康水平显著相关，但是蓝色空间对心理健康的影响并不明显，在间接影响研究中选取的中介变量包括体力活动、社会支持、空气污染和噪声（Gascon et al., 2018）。然而，Helbich et al.(2019) 分析绿色空间和蓝色空间暴露水平及其与老年人抑郁症关系，研究发现，街景中充足的蓝绿空间对中国老年人心理健康和减少抑郁症有积极作用。

总体来说，暴露于良好的自然环境有益于人类健康。大量的研究结果表明，自然环境既能促进个体心理健康，有助于个体缓解压力、增强注意力、提高自我认知能力，也能消除紧张、焦虑、抑郁等负面情绪，从而保持积极稳定的心理状态。现有关于自然环境对心理健康影响的文献包括分析单一自然环境要素的心理健康效应，以及探讨多个自然环境要素与人们心理健康之间的关系。

2.3.1.2 建成环境

建成环境是相对于自然环境而言的，由人工建造的各类建筑物、设施和场所等构成，是影响人们日常活动及出行的土地利用模式、城市空间设计及交通系统相关的一系列要素的组合（Lee & Moudon，2004；Frank et al.，2005）。建成环境变量包括密度（density）、多样性（diversity）、设计（design）（Cervero & Kockelman，1997）、目的地可达性（destination accessibility）（Ewing & Cervero，2010）、到交通设施的距离（distance to transit）（Ewing，2009）等五个方面（见表2-2）。

表2-2　建成环境变量的含义与具体指标

变量	含义	具体指标
密度	单位面积内的兴趣点数量	人口密度、居住密度、（各类）设施密度、建筑密度等
多样性	不同土地用途的数量及各类土地规模分布的均匀程度	不同用地类型及比例、土地利用混合度、职住平衡率等
设计	区域内街道网络特征	交叉路口密度、路网密度、人行道密度、自行车道密度等
目的地可达性	到达目的地难易程度	到（最近）商业、休闲娱乐、餐饮、交通、医疗、健身、科教文、公共服务、生活服务等设施/场所的距离（可达性）
到交通设施的距离	区域内交通服务水平	到（最近）公交站或者地铁站的距离、公交站点/地铁站点密度、公交服务覆盖比率等

建成环境要素可能直接影响居民的心理健康。例如，生活在建成环境质量较差的居住区中容易引发不良精神状态，当人们在拥挤老旧的住房环境中会直接导致其心理健康水平下降（Evans，2003；Lederbogen et al.，2011；

Honold et al.，2012；Zhang et al.，2019）。相反地，居住区内房屋质量良好、服务设施配套完善和游憩空间充足均与心理健康呈正相关关系（Bond et al.，2012；邱婴芝等，2019）。

同时，有研究关注建成环境对心理健康的间接影响。例如，秦波等人（2018）分析了社区建成环境要素（居住密度、土地混合度等）通过影响居民的环境满意度间接作用于他们的心理健康。建成环境也可能通过影响社区凝聚力从而间接影响人们的心理健康状况。完善的设施条件和资源、良好的环境质量能为人们提供更多社交空间和交流机会，有助于促进人际交往和增强社会凝聚力、缓解精神压力，从而对心理健康产生积极影响（Pfeiffer & Cloutier，2016）。

也有文献探讨建成环境通过影响人们的出行行为（交通方式、出行时间等）和体力活动，再间接对心理健康产生影响。这些研究大致围绕下述5种建成环境变量的健康效应及作用机制展开：①密度的影响。"高密度"压缩了起讫点之间的时空距离，促进了城市紧凑发展，更多居民采取骑行和步行等体力型交通方式出行以获取各类服务和公共设施，有助于增加体力活动（Durand et al.，2011；Cao & Fan，2012；田莉等，2016）。这不仅能显著降低肥胖以及诸多慢性病的患病风险（Hansson et al.，2011），提高自评健康水平（Ermagun & Levinson，2017；Liu et al.，2017），也可能以出行便捷等优势减少远距离出行对心理健康的不利影响。因此，适当紧凑的建成环境能在一定程度上增加幸福感，有助于促进个体的心理健康（Pfeiffer & Cloutier，2016；周素红、何嘉明，2017）。然而，也有研究指出，过高密度的建成环境容易引发不安全感，造成压迫和紧张感，危害个体的健康状况和自我感知（Forsyth et al.，2009）。类似地，关于国内大城市的研究表明，高密度城市环境很可能造成严重的噪声污染和交通拥堵，从而增加个体的心理压力并降低幸福感（林杰、孙斌栋，2017）。针对建成环境的具体要素，较高的人口密度和停车场密度会对居民心理健康产生负面效应，但提高交叉口密度和地铁站密度则能促进心理健康水平（孙斌栋、尹春，2018）。为此，Zhang et al.（2019）认为部分建成环境要素在不同的地理背景下（例如，低密度地区、高密度地区）可能对健康产生差异化的影响。②多样性的影响。研究发现土地利用多样化有助于改善人们的心理健康（孙斌栋、尹春，2018）。土地混合利用能显著提升土地利用率，通过对多种设施/场所的合理布局来提高目的地可达性，以此缩短出行距离，增强居民步行或骑行的意愿（E-wing & Cevero，2010），从而提高满意度和幸福感（Morris & Guerra，2015）。同时，土地混合利用对居民体力活动和健康水平有显著的积极影响，这一发现在各类研究中基本稳健，这也与小尺度内多样化的空间环境丰富人们的日常活动、增进安全感、激发城市活力相关（Feng & Glass，2010）。因此，有研究认为对"居住区"而言，能提供多种非居住功能比其区位是否在市中心更加关键（Lathey & Guhathakurta，2009）。③设计的影响。增大交叉路口密度能提高街道网络的连通度，使得目的地之间的路径更加便捷，提高了交通性体力活动（骑行、步行）水平，从而有益于个体健康状况（Samimi et al.，2009）。增设人行道和非机动车道、加装路灯、设计优美的街道景观等有助于保证个体安全，同时给人以美观性和艺术性的视觉感受，能满足个体的心理需求并对心理健康起到显著的正面效应。④目的地可达性的影响。提高公园、广场等休闲娱乐场所及商业设施的可达性，吸引更多居民步行前往，能激发居民对体力活动的兴趣和参与度，也能满足居民的多种需求，从而间接促进其心理健康水平。⑤到交通设施的距离的影响。公交站点可达性与居民交通性体力活动水平（骑行、步行等）显著正相关（Sallis & Bowles，2009），能有效降低慢性病患病风险（Feng et al.，2010），也会影响居民整体健康状况。现有文献中涉及的建成环境要素广泛，本研究将根据实际研究需要选取具体的建成环境指标以开展后续分析。

总体来说，当前研究大多聚焦于建成环境与居民生理健康（包括超重或肥胖、各类慢性疾病等）之间的联系，对建成环境与心理健康之间复杂作用机制的分析有待深入。

2.3.1.3 社会人文环境

已有研究探讨邻里社会资本与社会融合（Arcaya et al.，2016；Gong et al.，2016）、犯罪行为（袭击、抢劫等）、社区安全感（Ettema & Schekkerman，2016）、社区凝聚力（Yen et al.，2009；Gale et al.，2011）、社会支持（O'Campo et al.，2009）、社会隔离、社会关系、邻里信赖度、居住区环境满意度等指标对居民心理健康的影响（Toma et al.，2015；Dong & Qin，2017）。社会交往频率和社区组织数量与心理健康有显著的正相关关系，可以通过组织居民积极参与集体活动、增加与他人沟通交流的机会和频率，以及加快对健康知识和信息的传播，来提升居民的心理健康水平（邱婴芝等，2019）。此外，居民可以借助社会网络和社会组织更加快速便捷地获取物质和情感等方面的社会支持，从而改善自身的心理健康状况。社区安全度也是影响人们心理健康的关键要素，若社区安全度低、犯罪率高、纠纷数量多则会增加居民的压力、焦虑和不安全感，对心理健康有显著的负面作用（Lorenc et al.，2012）。

总体来说，良好的社会人文环境能满足人们精神情感上的基本需求，在提升个体心理健康水平方面发挥重要作用。通过营造安全、和谐、稳定的社会人文环境，促进社会交往、加快健康理念的传播以及让人们获得更多的社会支持，从而减轻压力、缓解不良心理状态。

上述研究大多数聚焦于某一环境要素或某一环境维度与心理健康之间的联系。另有一些研究尝试分析多个环境要素或多个环境维度的心理健康效应。例如，李春江等人（2019）分析了居住区建成环境、社会环境以及居民感知的多种来源的噪声污染等要素对心理健康状况的影响。邱婴芝等人（2019）基于邻里效应视角探讨了建成环境和社会环境两个维度与居民心理健康的关系。此外，Zhang et al.（2019）综合自然环境、建成环境和社会人文环境三个维度的要素，分析了居民的地理环境暴露水平及其对心理健康的作用机制。

2.3.2 即时情绪的地理环境影响因素

2.3.2.1 自然环境

短暂暴露于自然环境会导致人的情绪发生波动，以往研究中发现可能影响即时情绪的自然环境要素包括空气、噪声、绿地、蓝色空间、温度、湿度等，与影响心理健康的因素存在差异。

（1）空气污染。现阶段，空气污染已成为危害人们情绪和增加精神疾病风险的关键因素之一（Massimiliano et al.，2018；Bruyneel et al.，2022）。Nuyts et al.（2019）分析了空气污染（NO_2暴露）与个体情绪之间的关系，研究发现，短暂暴露于空气污染可导致老年人的情绪发生非病理性改变，若长期处于这种不良情绪状态会增加个体患抑郁症或焦虑症的风险。许多大城市都遭受着严重的空气污染和持续的雾霾天气，有学者利用微博数据收集人们的情绪信息，进而研究雾霾天气对情绪状态的影响，结果表明空气污染和雾霾确实与公众的负面情绪存在联系（Sun et al.，2019）。此外，Yin et al.（2018）也分析了$PM_{2.5}$对情绪的影响。

（2）噪声污染。噪声污染是一个严重的公共卫生问题，对人体危害巨大（World Health Organization，2011）。一些文献分析了道路交通噪声对人们情绪（例如，抑郁、感到压抑、有压力等）的影响，认为这些不良情绪持续存在很可能导致精神疾病（例如，抑郁症等）和诸多心理健康问题（Lupien et al.，2009）。Jensen et al.（2018）发现邻里噪声和交通噪声会导致消极的情绪反应（例如，感知压力过大等）。此外，Zhang et al.（2020）也揭示了噪声水平与个体即时情绪之间确实存在负相关性。

（3）绿地。以往研究表明，个体直接并短暂地暴露于自然环境（例如，绿地、花园）中，不仅能远离日常烦恼的空间，也可以在自然环境中进行体力活动，这些都会对人们的情绪产生积极影响，并在短时间内改善不良情绪状态（例如，压力、焦虑、抑郁等）（Feda et al.，2015；Shanahan et al.，2015；Li et al.，2018；Roberts et al.，2019；Kondo et al.，2020）。有研究发现经常暴露于绿色空间的学生拥有更好的情绪状态，感受到的压力会更小（Holt et al.，2019）。压力恢复理论（stress recovery theory）也认为接触绿地有助于减轻压力，带来安全感，从而产生积极情绪（Ulrich et al.，1991）。此外，White et al.（2018）关注了暴露在自然环境（花园）中的时间长短与痴呆症患者情绪变化之间的关系，研究表明患者情绪的有益变化与接触自然环境有关。

（4）蓝色空间。较少研究探讨个体暴露于蓝色空间与其即时情绪之间的联系，现有个别文献将"即时情绪"归纳为心理健康或精神状态的一部分而展开分析，并认为个体接触蓝色空间能为其带来积极效应。然而，Pearson et al.（2019）发现人们到周边内陆湖的距离越短，因焦虑/情绪紊乱导致的住院率就越高。

（5）温度。已有较多文献分析了温度与人们即时情绪的关系，结果表明适宜的温度与更积极的情绪、较强的记忆力以及认知能力的提高密切相关（Keller et al.，2005）。温度对情绪的影响具有瞬时性，与一天的平均温度相比，当前温度对个体情绪的影响更大（Tsutsui et al.，2013）。然而，也有研究认为即时情绪与温度的相关关系较弱（Kööts et al.，2011）。将情绪划分为积极情绪（正面情绪）、消极情绪（负面情绪）和疲倦感，进而研究发现温度对消极情绪的影响较大（Denissen et al.，2008）。温度升高会显著降低积极情绪（例如，喜悦、幸福），增加消极情绪（例如，压力、愤怒），并会增加疲倦感（例如，感到疲惫、无精打采）（Noelke et al.，2016）。

（6）湿度。现有研究发现，虽然湿度加剧了高温与抑郁、焦虑之间的负相关关系（Ding et al.，2016），但缺少一致的证据表明湿度可以直接且显著地影响人们的情绪（Tsutsui et al.，2013）。

总体上，已有部分文献致力于分析一种或多种自然环境要素的即时情绪（积极情绪和消极情绪）效应。人们短暂暴露于良好的自然环境（例如，优质的空气质量、充足的绿地、较低的噪声水平、舒适的温度和湿度环境）有助于增强积极情绪并减少一些消极情绪（例如，紧张、心烦、压力、焦虑、抑郁等）（Beil & Hanes，2013；Beute & de Kort，2014；Tyrväinen et al.，2014）。但是，自然环境要素对居民积极情绪的效应存在显著的异质性，自然环境的具体类型、研究地点、居民群体的平均年龄等都可能影响这种效应（McMahan & Estes，2015）。

2.3.2.2　建成环境

当城市建成环境适合"骑行"这一体力型交通出行方式时，人们在骑行途中会拥有更多的积极情绪（例如，快乐），而消极情绪（例如，压力、悲伤）相对较少（Morris & Guerra，2015）。然而，质量较差且功能不齐全的住房容易引发抑郁情绪（Rautio et al.，2018）。此外，较高的土地利用混合度和零售商品可获得性与老年男性抑郁情绪高发密切相关，而适宜步行的社区环境与抑郁情绪呈负相关（Saarloos et al.，2011；Julien et al.，2012）。

2.3.2.3　社会人文环境

有研究表明，人们在不良社会环境中时常感到焦虑，他们的负面情绪会增多（Kashdan & Collins，2010）。

综上所述，以往研究主要探讨某一地理环境维度对即时情绪的影响。仅有个别文献关注多维度地理环境要素与人们情绪之间的关系。例如，Rautio et al.（2018）测算了自然环境（空气污染、噪声、绿地）、建成环境（人口密度、居住环境美学、房屋/建筑环境）、城市化等水平，并分析它们对抑郁情绪的影响机制。此外，有学者关注城市化、社会经济、自然环境（空气污染、噪声、绿地、水）和社会人文环境要素（社会凝聚力、安全性）与抑郁症等疾病的流行和严重程度的相关性（Generaal et al.，2019a；Generaal et al.，2019b）。

2.4　居民日常活动－出行地理环境暴露对心理健康与即时情绪的影响

现有研究关于地理环境暴露对健康影响的分析结果不一致，而导致研究结果差异的部分原因是不同研究在测算个体地理环境暴露水平以及分析地理环境暴露的健康效应时使用了不同的地理背景单元（Frank et al.，2017；Zhao et al.，2018）。当前文献中地理背景单元的界定和使用主要包括两类：第一类是大多数研究采用的静态背景单元，包括行政单元（人口普查区等）、居住地（邻里、社区、居住地街道等）、居住地周边基于不同半径或界定方法的缓冲区。第二类是少数研究为解决地理背景不确定性问题，以个体实际经历的日常活动空间为地理背景单元展开分析。

2.4.1 基于静态背景单元的地理环境暴露对心理健康与即时情绪的影响

由于使用"静态背景单元"测算地理环境要素的可获得性和易使用性，先前绝大多数文献均采用"静态背景单元"作为分析个体地理环境暴露水平及其健康效应的分析单元（Feng et al.，2010；Zenk et al.，2011）。当前，基于"静态背景单元"测算的地理环境要素包括自然环境、建成环境和社会人文环境。本节涉及的内容已主要在 2.3 节中体现，因此不再赘述。

2.4.1.1 自然环境对心理健康与即时情绪的影响

以往大量定性和定量研究基于静态背景单元分析自然环境暴露与心理健康之间的联系，例如，关注居住地周边缓冲区的绿地对心理健康的影响（Van den Berg et al.，2010；Fan et al.，2011；Ulmer et al.，2016；Ruijsbroek et al.，2017）。也有部分研究关注人口普查区、邮政编码区和街道网络缓冲区内绿地的健康效应（Maas et al.，2009；Richardson et al.，2010；de Vries et al.，2013）。Ma et al.（2018）认为居住地噪声污染会严重危害居民的心理健康水平。此外，Feda et al.（2015）发现自然环境有助于减轻压力，改善不良情绪状态。更有研究表明居住区内的高温环境会显著降低居民的积极情绪，增加其消极情绪和疲劳感（Noelke et al.，2016）。

2.4.1.2 建成环境对心理健康与即时情绪的影响

部分研究基于行政单元（例如，行政区、人口普查区等）探讨建成环境的心理健康效应（Araya et al.，2006；Ettema & Schekkerman，2016）。也有文献分析了居住地及其周边缓冲区内的建成环境与心理健康之间的关系，涉及的建成环境要素包括居住密度、土地利用混合度、服务设施可达性等（Evans，2003；Leslie et al.，2008）。

2.4.1.3 社会人文环境对心理健康与即时情绪的影响

已有研究分析了邻里社会资本、社会危险行为（例如，袭击、抢劫等）、安全感以及社区凝聚力、社会交往等社会人文环境要素对居民心理健康的影响（Jones et al.，2014；Toma et al.，2015；Choi & Matz-Costa，2018；邱婴芝等，2019）。

综上所述，基于静态背景单元分析多种地理环境要素直接或间接影响心理健康和即时情绪的研究已取得丰富的成果和结论。然而，即使是采用静态背景单元，由于不同文献的定义或采用的具体分析单元不同也导致研究结果有所差异。例如，针对"行政单元"存在着使用不同时期定义的"人口普查区、邮政编码区等",而对于"居住区"则使用"不同半径的缓冲区"来界定。

2.4.2 基于日常活动-出行空间的地理环境暴露对心理健康与即时情绪的影响

活动空间是用来描述个体实际日常活动-出行的区域,包含个体进行居住、工作、健身、购物、休闲娱乐等多个活动的空间,以及连接这些日常活动的出行的空间(Zhang et al., 2018;Kwan et al., 2019)。活动空间根据个体的真实活动-出行轨迹来界定。然而,"静态背景单元"是目前绝大多数文献采用的分析单元,包括行政单元(人口普查区等)、居住地(邻里、社区、居住地街道等)、居住地周边基于不同半径或界定方法的缓冲区(Arcaya et al., 2016;Zhang et al., 2019)。基于"静态背景单元"的研究有一个共同的前提,即假设行政单元、居住地及其周边缓冲区是影响健康最关键的区域。这一假设也蕴含这样一种观点,即处于同一"静态背景单元"的个体,无论他们实际在何时何地以及持续多长时间从事不同类型的日常活动及出行,都被认为经历着相同的地理背景,以及受到相似的环境影响(Zhao et al., 2018;Zhang et al., 2018;Kwan et al., 2019)。

由于个体实际日常活动-出行的多样性,其所处的地理背景不局限于居住地等静态背景单元,个体还会暴露于其他空间,例如,工作地、健身场所、商场、出行空间等(Kwan, 2009;Kwan, 2013),而居住地等静态背景单元仅是个体活动空间的一部分(Kwan, 2009;Basta et al., 2010)。由于对"静态背景单元"的界定忽略了个体时空行为的动态本质(Kwan, 2018a;Kwan, 2018b;Zhang et al., 2021),导致使用静态背景单元反映对个体健康产生影响的真实活动空间是不准确的,基于静态背景单元测算的地理环境暴露水平也与个体日常活动-出行中实际接触的地理环境水平存在偏差(Basta et al., 2010;Li et al., 2018)。这可能会影响研究结果的准确性,例如,导致地理环境暴露水平测算有误、造成地理环境要素和健康之间关系的错误估计,以及导致对地理环境暴露的健康效应研究结果存在偏差等(Kwan, 2013)。因此,需要跳脱出以往研究基于"静态背景单元"分析的局限性,考虑个体实际日常活动-出行的时间(时间点、持续时长)和空间两方面的特征,进而刻画活动-出行的时空间地理背景,基于此,能更加准确地评估真实的地理环境暴露水平及其健康效应。

一些学者逐渐阐明了基于"静态背景单元"分析地理环境要素与健康

关系的局限性，他们认为"静态背景单元"难以精确反映个体实际的日常活动–出行空间以及准确测算真实的地理环境暴露水平，因此，不太适用于分析实际活动–出行空间的环境健康问题（Holliday et al.，2017；Laatikainen et al.，2018）。近期少数研究强调考虑个体时空行为的重要性，将关注焦点从"静态分析"转向"动态分析"，为解决地理背景不确定性问题，开始基于个体日常活动–出行空间进行环境健康效应分析（Perchoux et al.，2016；Holliday et al.，2017；Hasanzadeh et al.，2017；Hasanzadeh et al.，2018）。

已有研究借助 GPS（Wang et al.，2018a；Wang & Kwan，2018）、在线参与式地图问卷方法[1]、活动–出行日志调查等不同方式收集更精确的个体日常活动–出行的轨迹数据（Howell et al.，2017；Hasanzadeh et al.，2017；Hasanzadeh et al.，2018；Kestens et al.，2018）。GPS 和 GIS 技术的集成为刻画个体实际日常活动–出行空间提供了强有力的支持（Maddison & Mhurchu，2009；Zenk et al.，2011）。Kestens et al.（2018）认为借助 GPS 与基于自我报告的在线参与式地图问卷方法获取的轨迹数据都可以用于识别和描绘个体真实的日常活动–出行空间，有助于解决地理背景不确定性问题中的空间不确定性。同时，地理背景不确定性问题中还存在时间不确定性，相比于对"空间"维度的关注，当前对"时间"维度的考量则更加缺乏。Pearce（2018）强调了分析地理环境的健康效应时需要考虑"时间"，包括长时间/生命历程中暴露在不同类型空间和环境的健康累积效应、特定时间点/关键时期的环境健康效应等。通过使用详细且实时的时空数据，促进了对个体如何在不同的空间和环境中移动，以及在个体时空行为下地理环境要素对健康影响的理解。

2.4.2.1　自然环境对心理健康与即时情绪的影响

有研究发现当忽略空气污染的时空变化和人类的移动性时，很可能错误估计个体的空气污染暴露水平与环境健康风险。为保证研究结果的准确性，需要同时考虑空气污染的时空变化和个体时空行为（Park & Kwan，2017）。有文献指出应重点考虑"花费在参观绿地上的时间"，它可能对绿地和心理健康之间的关系起到中介作用（Berg et al.，2017）。Zhang et al.（2018）根据个体时空行为特征（例如，时间点、持续时长和地点等）识别并描述其在一个工作日 24 h 内的活动–出行空间并测算实际绿地率，进而分析绿地

---

①　在线参与式地图问卷方法：参与者思考他们典型的一周的活动和出行，并于在线地图上标注出他们在一周内每天活动和出行的地点及方式等信息。

率对人们生理、心理和社会健康的影响机制。研究结果表明，相比于生理和社会健康，个体暴露于日常活动－出行空间的绿地对心理健康的累积效应最显著，良好的绿化环境能极大地改善心理健康状况。此外，Wang et al.（2018a）利用GPS数据探讨人们在日常活动空间（例如，居住地、工作地、购物场所、运动场所等）暴露于噪声和空气污染中，对他们的健康和幸福感所产生的影响。

Nuyts et al.（2019）基于居住地和活动地分析空气污染（NO_2暴露）与个体情绪之间的关系。Li et al.（2018）首先基于GPS设备获取的青少年日常活动－出行轨迹描绘出活动－出行空间单元，进而根据活动－出行空间内的街景图像测算他们的自然环境暴露水平；其次，青少年在调查期间需要每天完成一份自我汇报的情绪状态问卷；最后，分析青少年自然环境暴露与他们情绪的关系。这一研究发现，青少年日常活动－出行中的自然环境暴露和情绪状态之间存在显著的关联。此外，Dadvand et al.（2015）评估了小学生日常活动－出行空间（包括居住地、校园环境、通勤途中）的绿地率及其与小学生自我认知水平的相关性。

2.4.2.2 建成环境对心理健康与即时情绪的影响

目前，有研究对比了基于不同地理背景单元（例如，行政单元、居住地、居住地周边缓冲区、活动－出行空间等）测算建成环境水平及其健康效应是否存在差异（Zenk et al.，2011；Howell et al.，2017；Holliday et al.，2017；Hasanzadeh et al.，2017；Frank et al.，2017；Zhao et al.，2018；Laatikainen et al.，2018）。Zhao et al.（2018）将人们日常活动的实际空间（居住地、工作地和健身场所）考虑在内，比较了七个不同地理背景单元中建成环境要素（居住密度、土地利用混合度、街道密度、快餐店密度和公交站点密度）的测量值及其对居民身体质量指数（体质指数或体重指数）（body mass index，BMI）的影响，发现基于不同地理背景单元的研究结果存在明显差异。Laatikainen et al.（2018）则基于两种常见的静态背景单元（行政单元和500 m半径的居住地缓冲区）和两种可能捕捉个体真实环境暴露的活动空间（家庭活动范围和个性化活动空间）分别研究建成环境要素（活动空间大小、土地利用混合度、步行和骑行路线的长度）与健康状况之间的关系，并比较了基于这四种地理背景单元的分析结果之间的差异。研究发现，基于这四种地理背景单元测算的个体建成环境暴露水平存在明显差异，进而在一定程度上导致其对健康的影响有所不同。类似地，Kwan et al.（2019）也比较了多种活动－出行空间的环境健康效应，发现不同的活动空间界定方式导致差异化的个体暴露水平和健康效应。周素红等人

（2019）根据老年人日常活动的时空模式及活动空间的建成环境特征，对比分析了不同日常活动地建成环境要素对老年人主观幸福感的作用机制，认为在不同活动空间内建成环境的影响存在显著差异。此外，Cherrie et al. (2019)不仅从活动空间视角出发，还考虑了时间维度（生命历程），深入分析在儿童和青少年时期接触公园空间与人们晚年认知的关系。有研究表明，以实际活动空间为分析单元的地理环境与健康状况的相关性要强于以邻里空间为分析单元的相关性（Howell et al.，2017）。然而，现有文献中的"因变量"多是指 BMI 等生理健康指标或者整体健康状况，仅有少量研究关注心理健康和即时情绪。例如，Zhang et al. (2021)综合考虑了个体日常活动 - 出行的时间和空间特征，进而构建了活动 - 出行时空间背景单元测度多个建成环境要素并分析其对心理健康的作用机制，研究结果再次证明活动 - 出行时空间背景单元的建成环境对个体心理健康的影响程度大于居住地周边缓冲区的建成环境。此外，Su et al. (2022)对比并探讨了同一活动地的不同半径缓冲区内建成环境水平及其对居民即时情绪（快乐）的影响差异。

综上所述，地理背景单元的界定能在较大程度上影响测算的"地理环境暴露水平"及其与"健康"之间的关系，因此，构建个体真实的活动 - 出行时空间背景单元以分析环境健康效应尤其重要。然而，鲜少有研究基于这一地理背景单元探讨居民多维度地理环境暴露水平及其对心理健康与即时情绪的作用机制。

2.4.3 地理环境暴露下心理健康与即时情绪的关系

已有研究表明，个体心理健康与情绪状态之间也存在联系。具有良好心理健康状况的个体能积极应对外界事物和环境的变化，有更好的情绪调节能力，有助于保持情绪稳定。当面对外界环境刺激时，相比于心理健康水平较低的居民，拥有较高心理健康水平的个体可能有更多的积极情绪和更少的消极情绪体验（Fredrickson & Losada，2005；Diener et al.，2010；De Castella et al.，2017；海曼等，2019）。然而，有精神疾病或心理健康水平较低的个体对外界事物以及环境变化可能更加敏感，当他们处于某一特定不良环境时，极易引发烦恼、焦躁等消极情绪。

周边事物和环境的快速变化更有可能引起个体情绪的波动，而持久性的负面情绪累积容易引发精神疾病，导致心理健康状况恶化（Bergstad et al.，2011；Ettema et al.，2011）。例如，短期暴露于噪声会引发消极情绪，从而降低工作效率，若长期处于噪声环境中，不良情绪状态的日积月累会对身心健康造成严重危害。此外，在特定的环境下会引发个体的积极情绪反应或消极情绪反应，进而影响到个体的行为选择和心理状况。

上述文献关注了人们心理健康与即时情绪二者之间的相互影响，也有研究进一步探讨了个人资源/生活事件/人际交往能力与心理健康和即时情绪这三者之间的中介或调节作用机制（王振宏等，2011；蒋艺，2018）。然而，现有研究缺少基于时空行为视角，将个体日常活动－出行中多维度地理环境暴露、长期形成的心理健康、短暂产生的即时情绪这三者置于同一研究框架下分析它们可能存在的作用关系。后文将针对这一不足之处进行分析。

2.5　地理环境暴露的阈值探测和健康风险评估

2.5.1　理论研究

地理环境要素会对个体心理健康与即时情绪产生积极影响或带来风险及危害。心理状态风险是指人类长期或短暂暴露于环境风险中，从而导致他们的心理健康水平和即时情绪状态受到不良影响。地理环境暴露的健康风险根据来源可以分为自然风险、人为风险和社会风险三类。其中，自然风险是指自然环境污染（例如，空气污染、噪声污染、水污染等）导致的健康风险。人为风险是指建成环境质量不佳（例如，建成环境要素密度过高或过低、各类设施可达性低、公共资源短缺等）带来的健康风险。社会风险则是指不良社会环境（例如，人际关系紧张、社会安全性低、社会秩序混乱、社会冲突等）引发的健康风险（何江，2010；杨方能，2019）。为精准评估地理环境暴露的健康风险范围，首先需要确定地理环境的"暴露阈值"，再进一步明确能保证人类良好心理健康和即时情绪的"环境暴露水平建议值"以及危害心理状态的"环境暴露风险范围"。

目前，关于环境阈值的存在以及当超过环境阈值时对人类身心健康造成的负面效应引起了学术界的关注（Galster et al.，2000；Bennett et al.，2008；Loughnan et al.，2010；Huang et al.，2015；Kong et al.，2017）。环境暴露对人类健康存在阈值效应。阈值效应是指一种现象或在一段关系中发生突然而剧烈的变化，这种变化通常发生在超过某个具体"阈值（界限值）"之后。"阈值"可以理解为自变量（环境暴露）与因变量（例如，即时情绪）之间的关系发生急剧变化的点或范围（Luck，2005；Groffman et al.，2006）。超过"阈值"后，自变量的微小变化就可能导致因变量的剧烈改变（Galster et al.，2000；Luck，2005）。更明确地说，尽管环境污染造成的风险始终存在，但人类可以承受一定限度内的不良环境暴露风险，因为在这个"限度"内对健康的负面效应并不是很严重。然而，当环境暴露水平超过这个"限度"（即"具体阈值"）后，环境和健康之间的关系会发生显著且负面的变化，人们更可能遭受不良环境暴露导致的严重健康危害。为了避免这些不利影响，测算准确的环境暴露阈值和产生健康危害的环境暴露水平是至关重要的，这能使公众和政策制定者更充分地了解环境健康风险，并有效地应对和规避这些危害。以往研究强调了生态环境阈值的重要性（Briske et al.，2006）。当接近或已经超过环境暴露阈值时，需要引起人们的警惕并主动采取措施，将环境暴露水平控制在能保证人们良好心理状态的环境暴露范围内。

本研究通过整理相关环境标准和环境阈值效应文献，发现现有文献主要是国家或城市尺度的标准和研究。噪声污染是一种严重的环境危害，当超过阈值时，可能会导致多种疾病和健康风险（Murthy et al.，2007；Giles-Corti et al.，2016）。WHO 报告显示超过 70 dB 的噪声可导致严重的听力损害（World Health Organization，1980）。为预防不同种类的疾病和健康风险，有必要为每种疾病或健康风险确定适当的噪声阈值并实施有针对性的控制措施（Hammer et al.，2014）。$PM_{2.5}$ 污染也是导致人类疾病和死亡的主要原因之一（Lim et al.，2012b；Kim et al.，2019）。在大多数城市 $PM_{2.5}$ 浓度都高于 WHO 空气质量指南的标准值（年均 10 $\mu g/m^3$，日均 25 $\mu g/m^3$）（World Health Organization，2006）。先前研究已经检验了 $PM_{2.5}$ 污染暴露对死亡率的阈值效应，这些文献中确定的阈值与现存的环境标准存在一定差异（Tran et al.，2019；Xiang et al.，2019）。此外，根据我国《室内空气质量标准（GB/T 18883–2002）》，夏季适宜的温度和相对湿度分别为 22 ~ 28 ℃和 40% ~ 80%。对温度阈值和个体健康关系的研究表明，冬季温度至少为 18 ℃时可以降低健康风险（Jevons et al.，2016）。

2.5.2　方法及应用

通过对相关文献的梳理发现，先前研究大多选用 Pearson 相关系数、多元线性回归（Zhao et al.，2018）、Logistic 回归（周素红等，2019）等线性模型分析环境变量与因变量（例如，BMI、心理健康、幸福感等）之间的相关性以及环境变量对因变量的线性影响。这些实证研究通常假设二者之间呈线性关系。事实上，环境要素与健康或情绪之间的关系可能很复杂，二者很可能呈现非线性关系。目前的线性建模分析结果忽略了潜在的非线性关系和阈值效应，可能会错误估计环境变量在一定范围（阈值）内的影响。

已有少量研究表明，个别建成环境要素（例如，人口密度）与居民健康呈现倒"U"形的非线性关系，即随着人口密度的增加，健康水平呈现先上升的趋势，当人口密度达到某一阈值后，随着人口密度的再增加，则会出现居民健康水平下降的趋势（Sarkar & Webster，2017；Sun & Yin，2018）。Bai et al.（2019）运用时间序列的泊松回归结合分布滞后非线性模型探讨短期暴露于 NO_2 与精神疾病之间的关系。通过二者的浓度 – 响应曲线可知，NO_2 浓度可能对精神分裂症发病率存在阈值效应。因此，可以通过将 NO_2 浓度保持在其阈值以下来保护人们的健康，这对环境健康的风险评估具有重要意义。对于其他环境污染物也是一样的，污染物浓度的阈值通常被用来将污染物浓度控制在这一水平之下以保护公众健康。此外，有研究采用分段线性回归和多元逻辑回归分析氟暴露对儿童健康的阈值效应（Yu et al.，2018）。Huang et al.（2022）则关注了居住区绿地与我国老年人健康状况之间的非线性关系。总体来说，当前对环境变量与个体心理健康或即时情绪之间非线性关系、环境健康阈值效应的研究还比较有限。

近年来，随着技术手段的快速发展，借助机器学习的相关算法可以在单个模型中考虑更多的参数以及彼此之间复杂的非线性关系，模型预测性能得到很好的提升（Singh et al.，2013）。Yin et al.（2018）利用随机森林模型估算 $PM_{2.5}$ 导致的福利损失，表明空气污染会严重影响人类健康和情绪状态，造成福利损失。这一研究还发现，与标准的 Turnbull 模型、Probit 模型和 Two-part 模型相比，随机森林模型的数据拟合效果最佳，它将成为未来研究的重要工具。

2.5.3 微观空间环境暴露的健康效应研究

地理空间可划分为宏观、中观、微观三大尺度，以往研究较少基于与个体活动 – 出行更密切相关的微观空间尺度展开探讨。由于在日常活动和出行过程中，人们长时间置身于住宅、办公室、公交车厢或汽车车厢等具体的微观空间，相对于中宏观空间尺度的地理环境暴露，微观空间内部环境（例如，空气、噪声、温度、湿度等）污染可能会更快更直接地影响人们的情绪，如造成心烦、易怒、焦虑等负面情绪。

以往研究表明，个体暴露于公共交通微环境污染的程度是暴露于住宅和其他活动空间环境污染程度的 2 ～ 5 倍（Dons et al.，2012；Moreno et al.，

2015）。相比于其他交通方式（例如，小汽车、火车、地铁等），公交车内的微环境污染（例如，空气污染、噪声等）水平更高，公交车乘客受到的污染风险以及健康危害也更加严重（Chan et al.，2002；Fondelli et al.，2008；Tsai et al.，2008；李滟滟等，2008）。公交车是服务于群众，解决其出行问题的移动的微观公共空间，也是城市公共空间的重要组成部分。虽然发达的公交系统可以增加出行的便利性，但是人们日常出行对公交车的过度依赖，导致他们暴露在空气污染、噪声、高温等有害的微环境中。公交车厢狭小且相对封闭，其内部微环境状况与乘客在乘车期间的情绪体验显著相关。

公交车微环境暴露及其健康风险评估在交通研究、环境科学、公共卫生等多个学科领域引起了广泛的关注。早期研究倾向于寻找多种污染物的来源，并分析个体暴露于这些污染物（例如，细颗粒物、碳氧化物、挥发性有机化合物等）的水平（Chan et al.，2003；McNabola et al.，2008；Chen et al.，2011；Molle et al.，2013；Weng & Jin，2015；Szczurek & Maciejews-ka，2016）。近期的一些研究表明，长期暴露于公交车内的环境污染可能会危害健康，而短时间暴露在公交车微环境中会对乘客的舒适度产生明显影响。已有研究发现公交车车厢内严重的空气污染、噪声以及高温环境都会给乘客的舒适度造成较大的负面影响（郑志红，2011；王玲等，2012；朱晓璇，2017）。另外，公交车乘客在乘车途中的即时情绪也可能受到不良影响。通过对比使用不同交通方式的乘客的情绪状态，可以发现公交车乘客在乘车途中的负面情绪更加严重（Gatersleben & Uzzell，2007；Morris & Guerra，2015），他们时常感到焦虑、危险以及个人隐私会受到侵犯。已被阐明的影响乘客即时情绪的因素众多，例如，乘车时间增加、车厢拥挤、没有座位、交通堵塞及交通事故等均会引发乘客的消极情绪。但是，鲜少有研究重点分析乘客暴露于公交车内微环境对其即时情绪的影响。因此，深入探讨多种公交车微环境要素是否影响乘客即时情绪，以及在何种程度上对乘客即时情绪产生不利影响十分必要。

2.6 研究述评与切入点

2.6.1 研究述评与局限性分析

地理环境与城市可持续发展、人类健康和生活质量密切相关。目前，地理环境的健康效应研究已成为学术界关注的热点，国内外学者在部分研究议题上做了大量工作并取得一系列有价值的研究成果，这些重要成果为后续研究奠定了坚实的基础，同时也有助于进一步完善环境健康措施，推动"健康城市"和"健康中国"建设。通过梳理当前国内外地理环境和健康研究的进展，总结得出现有研究存在的局限性。

（1）现有关于地理环境暴露的健康效应研究结果混杂，而导致研究结果之间出现较大差异的一个重要原因是在评估个体暴露于地理环境要素以及分析地理环境暴露对健康的影响时使用不同的地理背景单元。目前，大多数文献仍基于"静态背景单元"开展地理环境的健康效应研究，由于忽视了个体时空行为的动态本质及其真实经历地理背景的"时间"和"空间"特性，使得个体地理环境暴露水平测度出现偏差，进而影响研究结果。基于"静态背景单元"的环境健康效应可能高于或低于实际活动－出行过程中地理环境暴露对健康产生的效应。

（2）人类心理状态根据"时间尺度"可划分为"长期形成的心理健康"和"短暂产生的即时情绪"。然而，现有文献着重分析居民心理健康水平及其地理环境影响因素。由于即时情绪研究的理论基础、获取即时情绪信息和捕捉及处理影响即时情绪的动态地理环境的技术手段尚存局限性，导致目前涉及地理环境暴露对即时情绪影响的文献相对较少。而在个体时空行为视角下关注多维度地理环境暴露对心理健康和即时情绪的影响机制的研究更是匮乏。

（3）已有研究探讨个体或群体的心理健康和情绪状态二者之间的相互影响，认为人们良好的心理健康水平有助于他们保持稳定积极的情绪。也有文献引入其他变量，进一步探讨这些变量与心理健康和情绪之间的作用关系。但是，鲜少有文献基于个体日常活动－出行时空间背景单元，将多维度地理环境暴露、长期形成的心理健康、短暂产生的即时情绪这三者置于同一研究框架，进而探讨三者之间可能存在的互动机制。

（4）目前，探讨地理环境暴露的健康效应及风险的文献大多基于宏观或中观地理尺度。然而，鲜少有文献关注在人们日常活动－出行中与人体更密切相关的微观空间的环境阈值效应、环境健康风险预测及防控预警，缺少能切实提出如何最大限度地规避不良环境危害以及如何快速有效地化解健康风险的实践应用型研究。

2.6.2　理论框架与研究切入点

为补充当前国内外地理环境暴露与健康效应研究的不足，本研究进一步深化"时空行为 – 地理环境暴露 – 健康"的研究框架，具体形成"个体时空行为 – 时空间地理背景 – 多维度地理环境暴露 – 心理健康与即时情绪 – 环境风险防控与健康促进措施"的研究脉络，构建本研究的理论框架（见图 2 – 1）。围绕"个体时空行为的地理背景单元"这一概念将研究切入点解构为两大部分，共四个小点。

第一部分是"日常活动 – 出行地理背景"，侧重于个体行为的"外部空间"：①基于"个体活动 – 出行的时空间背景单元"探讨多维度地理环境（自然环境、建成环境、社会人文环境）暴露对"长期形成的心理健康"的影响机制；②分别研究活动 – 出行地理背景的"空间不确定"和"时间不确定"视角下多维度地理环境暴露对"短暂产生的即时情绪"的影响机制；③将活动 – 出行地理背景内的多维度地理环境暴露、长期形成的心理健康、短暂产生的即时情绪这三者置于同一框架下，探讨心理健康在地理环境暴露影响即时情绪这一路径中的调节作用。

第二部分是"微观空间背景"，侧重与人体更密切相关的"内部场景"：④分析微环境暴露对即时情绪的阈值效应，确定各微环境要素的阈值和微环境暴露水平建议值，实现对微环境风险动态预测，最后提出规避或降低微环境健康风险的具体措施。本研究在个体日常活动 – 出行的多个微观空间中选取"公交车厢"这一微环境污染严重的典型微观空间为例进行实践应用型研究，此时选取的自变量是公交车厢内部对乘客影响较大的微环境要素。

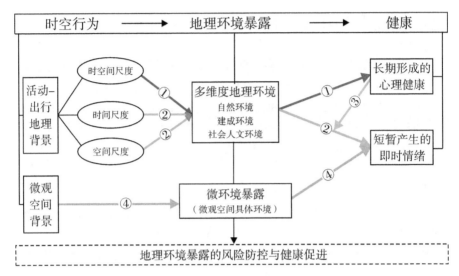

图2-1 理论框架

第 3 编 实证

第3章 研究设计

3.1 研究内容与技术路线

3.1.1 研究内容

本研究选取中国重要的中心城市之一——广州作为研究区域，在梳理和总结了国内外研究进展后，基于健康地理学、行为地理学、时间地理学、社会地理学、环境心理学和城市规划等多学科理论基础，结合多种数理统计方法、机器学习、GIS 及 RS、实地调查等相关技术手段，利用问卷调查数据、居民日常活动 - 出行日志、兴趣点（points of interest，POI）数据、遥感影像、实时环境监测数据以及 GPS 轨迹数据等多源时空数据和部分基础地理数据，分析微观个体尺度下居民日常活动 - 出行的时空间特征，以及在活动 - 出行过程中的真实地理环境暴露水平和时空变化规律。进而在控制人口和社会经济属性等变量后，重点探讨时空行为视角下居民多维度地理环境（自然环境、建成环境、社会人文环境）暴露分别对他们长期形成的心理健康状况与短暂产生的即时情绪的影响程度和作用机制。基于此，分析个体日常活动 - 出行的地理环境暴露水平、心理健康、即时情绪这三者之间的互动关系，着重关注心理健康在地理环境暴露影响即时情绪过程中发挥的调节效应。最后，在上述分析结果的基础上展开实践应用研究，在居民日常活动 - 出行的多个微观空间中选取"公交车"为例，运用不同方法探测公交车厢内微环境暴露水平及其对乘客即时情绪的阈值效应和风险，并提出科学合理的环境风险防控建议及预警措施。本研究以期为改善地理环境质量和提升公众健康水平，以及推进健康城市建设和实现环境健康风险的早期防控等起到借鉴参考作用。具体研究内容包括以下六个方面。

3.1.1.1 居民心理健康与即时情绪水平特征及人群分异

一方面，基于 2017 年广州市居民活动日志与社区融合调查，统计并分析居民心理健康水平，进而结合 GIS 相关技术揭示广州市居民心理健康水平呈现的空间分异特征，再探讨居民心理健康水平的人群分异，分析具有不同人口和社会经济属性的居民的心理健康差异。另一方面，对 2018 年广州市居民日常活动与环境健康调查中通过 EMA 收集的居民即时情绪水平进行分析。然后，结合 GIS 相关技术揭示广州市居民即时情绪水平呈现的空间分异特征。最后，探讨居民即时情绪水平的人群分异。

3.1.1.2　居民时空行为特征和地理环境暴露差异

根据 2017 年广州市居民日常活动 - 出行日志，首先，获取居民在工作日 24 h 内活动 - 出行的时间（时间点、持续时长）、空间位置、活动类型、出行目的与方式等多种信息，再结合研究区的路网环境，借助 GIS 平台描绘个体时空行为（即日常活动 - 出行）轨迹，并分析居民日常活动 - 出行的频率、时长及距离特征。其次，结合 GIS 空间分析手段揭示广州市居民日常活动 - 出行的时空间特征及模式规律（时间集聚特征、空间集聚特征、时空分布密度、时空集聚特征）等，并进一步剖析个体在日常活动 - 出行过程中心理健康的时空动态特征。基于此，最后刻画个体时空行为的真实地理背景单元，构建 3 种居民活动 - 出行空间，并对这 3 种"空间"的地理环境暴露分别进行"持续时长"加权，形成另外 3 种"空间 * 时间加权"背景单元。基于这 6 种不同活动 - 出行时空间背景单元测算个体环境暴露水平，再进行配对样本 t 检验，以检验从这 6 种不同活动 - 出行时空间背景单元中测算的环境变量值之间是否存在显著差异。

3.1.1.3　时空行为视角下居民地理环境暴露的心理健康效应

为突破先前文献基于静态背景单元分析地理环境暴露水平及其健康效应的局限性，首先构建了可能影响心理健康的地理环境指标体系，再基于上述 6 种不同活动 - 出行时空间背景单元提取并分析个体多维度地理环境（自然环境、建成环境、社会人文环境）暴露水平和特征。进而运用多元线性模型分析并比较不同活动 - 出行时空间背景下地理环境暴露对居民心理健康的影响程度、各维度环境暴露对心理健康影响的异同，以及各个环境变量对心理健康的具体效应和作用机制。

3.1.1.4　时空行为视角下居民地理环境暴露的即时情绪效应

本研究对人们的"心理状态"按照形成时长划分的两个维度——"长期形成的心理健康"和"短暂产生的即时情绪"分别展开研究。由于"即时情绪"是个体瞬间产生的情绪感知，持续时间短暂，因此，不采取构建"空间 * 时间加权"背景单元进行对比研究的思路，而是分别从"空间不确定性"和"时间不确定性"两个方面进行讨论，即基于日常活动 - 出行地理背景的空间性和时间性探讨地理环境暴露的即时情绪效应。首先，构建可能影响即时情绪的地理环境指标体系。其次，根据居民在工作日活动/出行的实时空间位置信息，构建 3 种他们经历的空间背景单元，再分别提取并测算这 3 种不同空间背景单元内多维度地理环境（自然环境、建成环境、社会人文环境）暴露水平与特征，进而探讨并比较活动 - 出行空间不确定视角下地理环境暴露的即时情绪效应。与此同时，将休息日不同活动 - 出行空间单元内地理环境暴露的即时情绪效应分析结果与工作日的进行对比。最后，重点关注"时间"是否影响地理环境暴露的即时情绪效应，为此，分析工作日内活动 - 出行时间不确定视角下地理环境暴露对即时情绪可能存在的时滞效应、累积效应和即时效应；同时，将休息日内这 3 种可能存在的效应与工作日的进行比较。

3.1.1.5 时空行为视角下地理环境暴露对即时情绪的影响：心理健康的调节效应

在上述分析个体时空行为视角下多维度地理环境暴露分别对心理健康和即时情绪的影响机制的基础上，这一部分重点探讨日常活动 - 出行中地理环境暴露、长期形成的心理健康、短暂产生的即时情绪三者之间的互动关系。运用层次回归法检验并对比分析全体/不同性别居民的心理健康在地理环境暴露影响即时情绪过程中的调节机制，以及探讨调节效应类型和调节程度。

3.1.1.6 微观空间环境暴露对即时情绪的阈值效应

以往研究鲜少关注微观空间环境暴露的阈值效应。为此，在上述分析结果的基础上展开实践应用研究。在居民日常活动 - 出行的多个微观空间中选取"公交车"为例，首先，构建公交车微环境暴露指标体系，进一步测算公交车内乘客的微环境暴露水平。其次，分别采用基于移动窗口理念的改进线性模型、随机森林算法构建的非线性模型探讨公交车微环境暴露对乘客即时情绪的阈值效应，进而识别各个微环境要素的准确阈值并明确乘客保持良好情绪的微环境暴露水平。再次，将研究结果与现行有关环境标准进行对比。最后，有针对性地提出改善微环境、降低微环境污染风险和提升乘客情绪水平的建议及措施。

3.1.2 技术路线

本研究重点关注时空行为视角下居民地理环境暴露的心理健康与即时情绪效应，形成"个体时空行为 - 时空间地理背景 - 多维度地理环境暴露 - 心理健康与即时情绪 - 环境风险防控与健康促进措施"的研究脉络。具体来说，由于个体时空行为的时空动态特征，导致其地理背景单元不局限于"静态背景单元"，而应是"实际活动 - 出行的时空间地理背景"。基于此，测算多维度地理环境暴露水平以及探讨其对个体"长期形成的心理健康"和"短暂产生的即时情绪"的影响程度与作用机制。在此分析结果的基础上进行实践应用研究，针对与个体密切相关的微观空间（以"公交车"为例）开展环境与情绪阈值效应评估。本研究在时空行为视角下对居民多维度地理环境暴露、心理健康、即时情绪三者之间关系进行全面解析（见图3 - 1）。本书包括四大部分，共十个章节。

第1编"绪论"，包括第1章"绪章"。介绍研究背景、提出研究问题，以及明确研究的理论和实践意义。

第2编"理论"，包括第2章"理论基础"。介绍相关概念和国内外有关研究的前沿进展、总结当前研究的局限性并提出本研究的切入点。

第3编"实证"，包括第3章至第9章。第3章"研究设计"，介绍研究内容与技术路线、研究区域概况，以及研究数据与方法。第4章"居民心理健康与即时情绪水平特征及人群分异"，测度居民心理健康水平和即时情绪水平，分析它们各自呈现的空间分异特征，并探讨居民心理健康水平和即时情绪水平的人群分异。第5章"居民时空行为特征和地理环境暴露差异"，描绘居民日常活动 - 出行时空轨迹，分析日常活动 - 出行的频率和时长及距离特征，进而揭示居民日常活动 - 出行的时空间特征以及剖析居民活动 - 出行中的心理健康特征，最后刻画个体活动 - 出行时空间背景单元并测算多维度地理环境暴露水平与差异。第6章"时空行为视角下居民地理环境暴露的心理健康效应"，构建影响心理健康的地理环境指标体系，分析不同活动 - 出行时空间背景单元的地理环境暴露特征，进而探讨并比较不同活动 - 出行时空间背景内多维度地理环境暴露对心理健康的影响机制。第7章"时空行为视角下居民地理环境暴露的即时情绪效应"，构建影响即时情绪的地理环境指标体系，测算不同活动 - 出行空间单元的多维度地理环境暴露水平并分析其对居民即时情绪的作用机制，探讨活动 - 出行时间不确定视角下地理环境暴露对即时情绪可能存在的时滞效应、累积效应和即时效应。第8章"时空行为视角下地理环境暴露对即时情绪的影响：心理健康的调节效应"，分析全体/不同性别居民心理健康对活动 - 出行中地理环境暴露与即时情绪之间关系的调节效应，明确调节效应类型和调节程度。第9章"微观空间环境暴露对即时情绪的阈值效应"，构建影响居民即时情绪的公交车微环境指标体系并分析微环境暴露水平与特征，探讨公交车微环境暴露对即时情绪的阈值效应，将研究结果与现行有关环境标准进行对比，最后提出改善微环境、降低微环境污染风险和提升乘客情绪水平的措施。

第4编"结论"，包括第10章"结论与讨论"。总结研究结论、归纳创新点并展望未来研究。

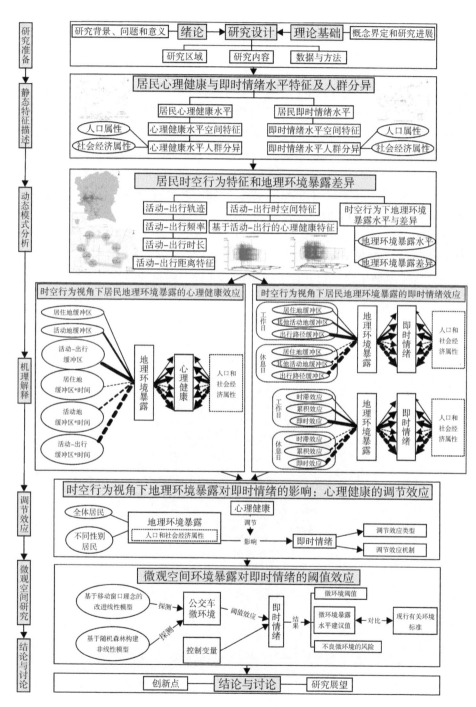

图 3-1 技术路线

3.2 研究区域

广州是广东省省会城市，也是国家中心城市和超大城市之一，地处中国南部、珠江三角洲北部，毗邻中国香港、澳门，被称为中国通往世界的"南大门"（见图3-2）。广州市总面积7434.4km²，共辖11个区（越秀、荔湾、海珠、天河、白云、黄埔、番禺、花都、南沙、增城、从化）。2017年常住人口约为1450万，城镇化率达到86.14%，地区生产总值为21503.15亿元（《2017年广州市国民经济和社会发展统计公报》）。2018年常住人口增长至1490.44万人，城镇化率上升为86.38%，实现地区生产总值22859.35亿元，比上年增长6.2%（《2018年广州市国民经济和社会发展统计公报》）。广州市经济增长和社会发展速度始终居全国前列，作为粤港澳大湾区重要城市之一，正向着建设国际大都市的目标奋进。

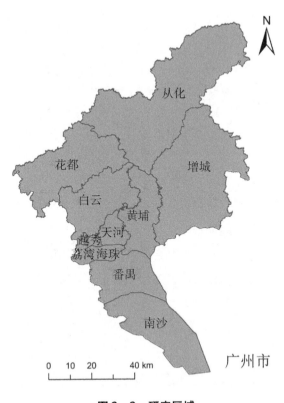

图3-2 研究区域

然而，在社会经济高速发展和快速城市化背景下，大城市规模不断扩张、人口数量急剧增加、人类活动日益频繁等现象均导致城市生态环境污染、人居环境质量骤降等问题。例如，广州市大气颗粒物浓度存在不同程度的超标现象，城市开发建设导致绿地数量和质量急剧下降，城市内部老旧房屋等建筑、过高的路网密度等，这些问题对城市居民的生活质量及健康状况造成严重的负面影响，亟待解决。因此，本研究选择广州市作为中国大城市的代表，研究地理环境暴露的居民健康效应具有典型性。

3.3 研究数据

3.3.1 调查数据

本研究选用三次实地调查获取的数据内容，包括个体及家庭的人口和社会经济基本属性、从问卷和便携式实时环境监测仪收集到的部分地理环境变量（自然环境、社会人文环境）、心理健康和即时情绪水平、个体活动–出行轨迹数据（日志记录、GPS 获取）等。

3.3.1.1 广州市居民活动日志与社区融合调查

2017 年 8 月进行了以"广州市居民活动日志与社区融合"为主题的实地调查。主要研究范围涵盖广州市内的 6 个行政区（越秀、荔湾、海珠、天河、白云、番禺），重点调查其中 11 个典型街区内的 25 个居住社区（见图 3–3）。这些样本社区包括历史街区、单位社区、商品房社区、保障房社区与非正规住房（城中村）五种类型（见表 3–1）。调研社区的选取基于社会区分析方法，具体方式如下：①选取 2010 年广州市第六次人口普查中的部分人口和社会经济指标以及住房条件指标（例如，年龄、户口、受教育程度、就业状况、收入水平、住房类型、住房建设年代和住房租金等）。②采用因子生态学分析和聚类分析方法（Yeh et al.，1995；Gu et al.，2005），将广州市社区划分为五类，即历史街区、单位社区、商品房社区、保障房社区和非正规住房（城中村）。③从这五类社会区中共选取 25 个特征值显著的典型社区。

调查问卷的具体设计和实施方案如下：①在设计问卷时，选择了一些在以往的调查或研究中常用的可靠且有效的量表或问题。②在正式调查之前，进行了试点调查以测试调查内容和方案的可行性，并对样本社区进行实地调研以获取相关资料，对个别问题加以改进以符合本次调查内容和目的。③从广州一家调查公司中聘用一些专业调查员，通过我们对调查内容的详细解释和在研究背景下提出这些问题的原因的说明对他们进行了培训。④将1050份调查问卷按比例发放给25个抽样社区（即每个社区都有一个特定的样本量）。在正式调查阶段，采用系统抽样的方法，从每个样本社区中选取部分家庭，然后从每个家庭中随机抽取一名成年人（调查对象为19～60岁非学生居民）。⑤每份问卷都由调查员与参与者面对面进行深度访谈完成，大约需要30 min。

此次调查获取的数据内容包括个体及家庭的人口和社会经济属性（性别、年龄、婚姻状况、户口、文化程度、就业状况、收入水平等）、环境暴露（$PM_{2.5}$浓度、噪声水平等）评价、感知的环境安全度、社会交往与网络、与环境相关的个人健康行为（体力活动、生活习惯、就医行为等）、健康状况（心理健康水平、身高、体重）、个体最近一个工作日的详细活动 – 出行轨迹，以及对样本社区进行实地调研获取的资料等。有关"心理健康"的调查数据重点收集居民一段时间内的心理健康状况，作为"长期形成的心理健康"进行后续研究。活动 – 出行日志记录了每位参与者在一个工作日24 h内的全部活动地点、活动类型、活动时间点和持续时长，以及出行方式、出行目的、出行地点、出行时间点和持续时长等反映居民活动 – 出行轨迹和时空特征的详细信息。该调查中的每位参与者都签署了知情同意书。排除了回答不完整和逻辑不一致的问卷，最终获得有效问卷1003份。本研究主要利用此次"2017年广州市居民活动日志与社区融合调查"的数据进行"居民心理健康与即时情绪水平特征及人群分异"（第4章）、"居民时空行为特征和地理环境暴露差异"（第5章），以及"时空行为视角下居民地理环境暴露的心理健康效应"（第6章）的分析。

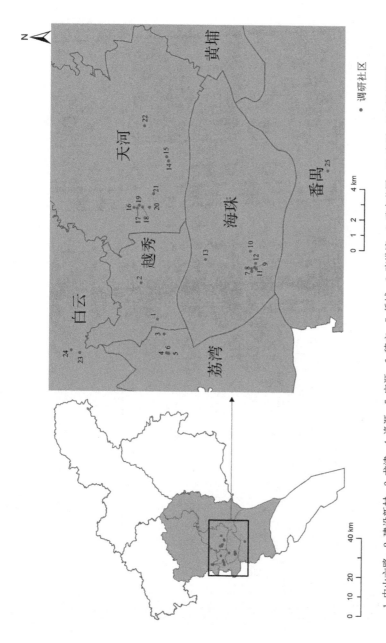

图 3 - 3 调研范围与样本社区

1. 中山六路；2. 建设新村；3. 龙津；4. 逢源；5. 宝源；6. 穗文；7. 侨城；8. 晓港湾；9. 瑞宝花园；10. 南洲；11. 绿荷；12. 嘉鸿花园；12. 金玫瑰苑；13. 中大；14. 新村；15. 昌乐园；16. 侨庭；17. 雅雍；18. 华新；19. 名雅苑；20. 体育东；21. 绿荷；22. 棠德；23. 积德；24. 泽德；25. 华南新城

表 3-1　样本社区选择

行政区	街道	社区	类型	有效样本数量（个）
越秀区	六榕街道	中山六路	历史街区	80
	建设街道	建设新村	单位社区	60
荔湾区	龙津街道	龙津社区	历史街区	80
		逢源社区		
		宝源社区		
		穗文小区		
海珠区	瑞宝街道	侨城社区	商品房社区	121
		晓港湾社区		
		瑞宝花园社区		
		南洲社区		
		嘉鸿花园		
		金玫瑰苑		
	新港街道	中大社区	单位社区	82
天河区	员村街道	新村社区	单位社区	100
		昌乐园社区		
	天河南街道	侨庭社区	商品房社区	80
		雅康社区		
		华新社区		
		名雅苑社区		
		体育东社区		
	石牌街道	绿荷社区	非正规住房（城中村）	60
	棠下街道	棠德花园	保障房社区	140
白云区	同德街道	积德社区	保障房社区	100
		泽德社区		
番禺区	南村镇街道	华南新城	商品房社区	100
总计				1003

60

3.3.1.2　广州市居民日常活动与环境健康调查

2018 年 11 月到 2019 年 1 月期间开展"广州市居民日常活动与环境健康调查"。选取天河区棠下街道为案例地，调查该街道内的加拿大花园、枫叶、荷光西、荷光东、天安、棠德南和棠德北共 7 个社区，面积约 2.2 km²（见图 3 - 4）。这些样本社区中包括商品房、保障房与非正规住房（城中村）等（见表 3 - 2）。调查的具体设计和实施方案如下：①在问卷设计中使用先前调查或研究中广泛使用的有效量表或问题，利用广州市环境监测中心站的监测设备对便携式实时环境监测仪进行校准。②开展预调查以检验调查内容及方案的可行性并实地走访抽样社区获得相关资料，同时测试便携式实时环境监测仪的性能。③研究团队成员通过在社区内随机拦访的形式在每个家庭选取一名成年人（≥19 岁的非学生居民），对该参与者进行为期两天（完整且连续的一个工作日和一个休息日）的调查。④在这两天内参与者需要全程随身携带便携式实时环境监测仪与 GPS 设备，并且在每个调查日填写"广州市居民日常活动与环境健康调查问卷"和"活动 - 出行日志"。本研究运用 EMA 方法实时且精准地捕捉个体暴露于当前地理环境的即时情绪状态。具体地，一份 EMA 电子调查（包括问题和选项）分别在调查日的 8：00、12：00、16：00、20：00 发送到参与者手机上，参与者被要求立即完成这一调查，即在一天内反馈 4 次即时情绪。若后台监测到参与者完成 EMA 电子调查有延迟，研究团队成员会立刻打电话提醒参与者。

此次调查获取的数据包括以下内容：①便携式实时环境监测仪采集温度和相对湿度，每秒采集一个数据点，共采集到参与者在一个工作日与一个休息日连续 48 h 内的实时环境数据。同时，GPS 设备持续收集参与者实时活动 - 出行轨迹数据，后续将利用实时轨迹数据提取每位参与者在相应时间点的具体活动/出行位置。②通过参与者填写的"广州市居民日常活动与环境健康调查问卷"收集到个体及家庭的人口和社会经济属性（性别、年龄、婚姻状况、文化程度、收入水平等）、环境暴露（$PM_{2.5}$ 浓度、声环境等）评价、感知到的环境安全度、社会交往与网络、与环境相关的个人健康行为（体力活动、生活习惯、就医行为等）、健康状况（心理健康水平、身高、体重）等数据。同时，活动 - 出行日志详细记录参与者在调查期间的全部活动地点、活动类型、活动时间点和持续时长，以及出行方式、出行目的、出行地点、出行时间点和持续时长等反映居民活动 - 出行轨迹和时空特征的详细信息。③EMA 调查。每一天收集 4 次居民的即时情绪、当前具体空间位置的环境暴露评价等数据。本次调查收集的"即时情绪"作为"短暂形成的即时情绪"进行后续研究。本次调查共收集 1078 条 EMA 记录，其

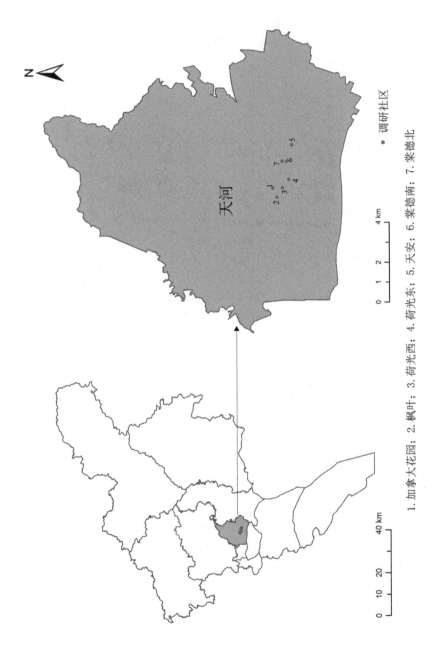

图 3 - 4 调研范围与样本社区

1. 加拿大花园; 2. 枫叶; 3. 荷光东; 4. 荷光西; 5. 天安; 6. 棠德南; 7. 棠德北

中，工作日共 535 条、休息日共 543 条。在实地调研和数据收集中，每位参与者都充分知悉调查设计及内容并签署知情同意书。对原始数据进行清洗和校正，排除不完整和不合逻辑的问卷与活动 - 出行日志，最终收集了来自 136 位参与者的有效样本数据。本研究将 "2018 年广州市居民日常活动与环境健康调查" 收集的相关数据运用于 "居民心理健康与即时情绪水平特征及人群分异" （第 4 章）、"时空行为视角下居民地理环境暴露的即时情绪效应" （第 7 章）和 "时空行为视角下地理环境暴露对即时情绪的影响：心理健康的调节效应" （第 8 章）的分析。

表 3-2 样本社区选择

行政区	街道	社区	类型	有效样本数量（个）
天河区	棠下街道	加拿大花园社区	商品房社区	136
		枫叶社区	商品房社区	
		荷光西社区	非正规住房（城中村）	
		荷光东社区	非正规住房（城中村）	
		天安社区	商品房	
		棠德南社区	保障房	
		棠德北社区	公租房、廉租房、解困房	

3.3.1.3 广州市公交环境舒适度调查

2018 年 6 月进行 "广州市公交环境舒适度调查"。选取样本公交线路的具体方式如下：①根据 2010 年广州市第六次人口普查数据和 2018 年 POI 数据计算各街区的人口密度、路网密度、公交车站点密度。②为这 3 个指标赋予相同的权重并计算出每个街区的密度综合得分。③将所有街区按照综合得分从高到低划分为 5 个等级，等级越高的街区，表明其人口密度、路网密度和公交车站点密度也越高。④最低密度等级的街区位置偏远，人口密度、路网密度及公交车站点密度也较低，不纳入本次研究范围。最终从前 4 个等级的街区中选取 6 条大致贯穿城区（越秀区、荔湾区、海珠区、天河区和白云区）主要道路与部分标志性地点的典型公交车线路（见图 3 - 5）。每条线路的平均站点数量约为 28 个，所有公交车都装有空调。平均发车时间为每 10 ～15 min 一辆。此外，每辆车往返时间在工作日约为 2.66 h，周末约为 2.58 h。公交车往返时间在工作日和周末的差异主要是由于工作日的交通拥堵更加严重。

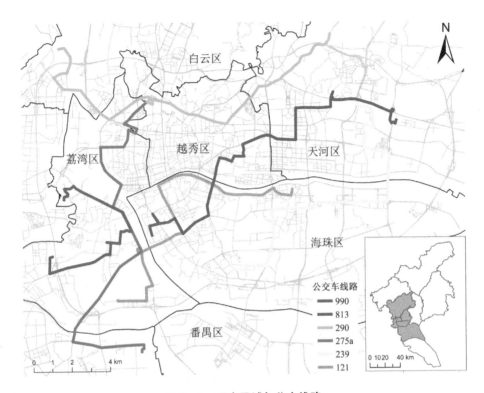

图3-5　研究区域与公交线路

　　实地调查设计和实施方案包括以下内容：①在问卷设计中选择广泛使用的 PANAS 量表测度即时情绪，利用广州市环境监测中心站的监测设备对所有便携式实时环境监测仪进行校准。②开展预调查以检验环境监测仪的性能和问卷的可用性。③在6条线路上随机选择91辆公交车，并收集其正常运营期间乘客问卷调查数据和车厢内实时微环境数据。从成年乘客中随机抽取参与者进行问卷调查，同时将便携式实时环境监测仪放置在参与者周边以获取其乘车期间的精确微环境暴露水平。

　　本次调查收集的数据包括以下内容：①公交车内微环境数据。AirBeam 传感器采集 $PM_{2.5}$ 浓度、温度和相对湿度，每秒采集一个数据点，噪声传感器每分钟采集一个噪声数据点。②通过调查问卷收集乘客的人口和社会经济属性、出行特征（乘车时长、座位信息）、乘车生理舒适度与即时情绪状况等数据。本次调查收集的"即时情绪"是公交车乘客在乘车期间短暂的情绪状况。参与此次调查的所有参与者均提供知情同意书。在剔除环境信息和问卷数据缺失的样本后，共获得有效样本量 543 人。公交车调查问卷数据和实时环境监测数据将运用于"微观空间环境暴露对即时情绪的阈值效应"（第 9 章）的分析。

3.3.2 兴趣点数据

广州市 POI 数据包含公共服务设施、医疗卫生及健身设施、科教设施、交通设施、商业设施、休闲娱乐设施等多种类型设施的地理信息（经纬度、地址等）与其他信息（名称、类别等）。本研究借助 GIS 相关技术在 POI 数据中提取出所需的建成环境指标，并以数值形式测量建成环境指标的密度。

3.3.3 遥感影像

本研究借助 Google Earth Engine 这一平台提取并计算 Landsat 8 影像（空间分辨率 30 m）中研究区域内的植被和水体信息，分别作为自然环境指标"绿地率"和"蓝色空间覆盖率"。相比传统影像处理工具，Google Earth Engine 的优势在于能快速、批量、有效地处理"巨大"的影像。

3.3.4 其他数据

本研究还使用其他多种辅助数据，主要包括：2010 年广州市第六次人口普查数据，广州市路网数据，广州市土地利用调查数据，广东省及广州市统计年鉴，广州市国民经济和社会发展统计公报，世界卫生组织、中国、广东省、广州市官方网站上公布的相关环境报告、健康报告以及其他资料等。

3.4 研究方法

本研究运用资料分析法、实地调查法、问卷访谈法、多种数理统计方法、机器学习、GIS 及 RS 技术等多种定性和定量相结合的方法与手段：①资料分析法。时空行为视角下地理环境暴露的健康效应是研究热点和前沿，为充分把握相关研究进展和学科趋势，分别以"活动空间/activity space""时空行为/spatiotemporal behavior""地理环境/geographical environment""心理健康/mental health/psychological health""即时情绪/momentary mood/emotion" 等作为关键词，借助 Google 学术、Web of Science、中国知网等平台进行文献检索，同时收集并整理研究需要的书籍、图件、遥感影像、统计年鉴以及发展公报等资料。通过梳理并提炼国内外文献的研究思路、研究内容与方法，以及局限性等，为制定本研究的研究脉络和内容做参考。②实地调查法和问卷访谈法。本研究采取入户调查的方法，实地前往抽样社区获取有关资料，通过与居民进行面对面深度访谈获取有效信息并用于后续分析。③运用描述性统计分析、数理统计方法（多元线性模型、层次回归分析、基于移动窗口理念的改进线性模型）等探讨时空行为视角下地理环境暴露对心理健康和即时情绪的影响机制、心理健康的调节效应、环境暴露的阈值效应等内容。④机器学习。基于随机森林算法构建非线性模型分析公交车微环境暴露对即时情绪的阈值效应。⑤借助 ArcGIS 10.5 平台，绘制研究区范围图、个体时空行为轨迹图等。运用空间可视化、空间统计分析等功能实现居民活动 – 出行的时空特征描绘以及分析日常环境暴露差异和健康水平差异，包括使用核密度工具分析居民各类活动及出行的时间集聚特征、空间集聚特征和时空分布密度，采用标准差椭圆工具分析居民各类活动及出行的时空集聚特征。借助 STPath 时空分析插件刻画不同心理健康水平居民的日常活动 – 出行时空路径。

第 4 章　居民心理健康与即时情绪水平
特征及人群分异

4.1　居民心理健康水平特征

4.1.1　居民心理健康测度

本研究采用 WHO-5 量表测度广州市居民心理健康水平。先对 5 项条目进行信度和效度检验：①信度检验。以 *Cronbach's* α 值检验变量的可信程度，结果显示 *Cronbach's* α 值为 0.782（≥0.700），表明信度较高。②效度检验。结果显示 *Kaiser-Meyer-Olkin*（*KMO*）值为 0.785（>0.700）、*Sig.* 为 0.000（<0.05），意味着效度较好。这为后文准确分析心理健康水平和构建数理统计模型奠定了基础。

4.1.2　居民心理健康水平及空间特征分析

4.1.2.1　广州市居民心理健康研究的紧迫性和必要性

本研究基于 2017 年收集的广州市居民心理健康数据进行分析。总体来看，此次调查中 1003 位参与者心理健康水平得分均值为 15.30 分，根据表 2-1 中的评价标准，表明整体样本的心理健康水平一般且伴有轻微的精神不佳等问题。其中，513 位参与者的心理健康评分高于这一均值，其余 490 位参与者的心理健康水平低于这一均值，因此，他们的心理健康状况需要引起关注。这一均值（15.30 分）也远低于全国居民心理健康平均得分（19.48 分），在一定程度上反映出当前广州市居民心理健康问题的严重性。同时，相比较 2017 年调查中广州市居民的生理健康（15.91 分）、心理健康（15.30 分）和社会健康（17.17 分）水平得分均值，也显示广州市居民的心理健康平均水平最低，因此，有必要深入研究导致心理健康状况不佳的影响因素。类似地，Zhang et al.（2019）对广州市居民生理健康、心理健康和社会健康水平的分析表明，相比生理健康和社会健康，居民的心理健康状况较差。综上所述，对广州市居民心理健康及其影响机制的研究极具紧迫性和时代性，本研究将对这一问题展开深入探究。

4.1.2.2 广州市居民心理健康水平及空间特征分析

4.79%的参与者（48 人）的心理健康评分为 5 ~ 8 分，意味着他们的心理状况非常不健康，很有可能患有严重的心理疾病；17.54%的参与者（176 人）的心理健康评分为 9 ~ 12 分，表明他们的心理健康水平较低，在生活和工作中伴有中度的精神疾病或心理问题；36.39%的参与者（365 人）的心理健康评分为 13 ~ 16 分，表明他们可能伴有轻微的精神不佳等问题，心理健康状况一般；36.49%的参与者（366 人）的心理健康评分为 17 ~ 20 分，表明他们拥有良好的心理健康状况，在日常生活中很少产生不良心理问题；仅有 4.79%的参与者（48 人）的心理健康评分为 21 ~ 25 分，表明他们的心理健康水平非常高，心理状况非常好。

在空间维度的社区层面（静态背景单元）剖析广州市居民心理健康水平的社区差异和空间特征（见表 4 - 1 和图 4 - 1）。表 4 - 1 为 25 个样本社区居民心理健康得分的均值和标准差，心理健康水平均值范围是 7.17 ~ 18.34 分，不同社区居民心理健康水平存在明显差异，其中，有 64%的社区（16 个）的居民心理健康水平均值低于全市均值（15.30 分），得分最低的是天河区的雅康社区（7.17 分）。有 36%的社区（9 个）的居民心理健康水平均值高于全市均值（15.30 分），排名前三位的依次是天河区棠德花园（18.34 分）、海珠区的嘉鸿花园（18.14 分）和金玫瑰苑（17.95 分）。图 4 - 1 可以更直观清晰地反映广州市社区居民心理健康水平的空间特征。虽然各个行政区的样本社区中都存在均值高于和低于 15.30 分的社区，但仍存在较显著的空间分异特征，其中，心理健康水平均值高于 15.30 分的社区较多集中在海珠区，而天河区大多数样本社区的居民心理健康水平均值低于 15.30 分［见图 4 - 1（1）］。这在一定程度上反映出海珠区的居民心理健康水平相对更好，在天河区的居民心理健康状况较差。图 4 - 1（2）反映出不同行政区以及社区之间心理健康水平的空间差异性，居民心理健康水平大体呈现出西部高东部低的空间态势。其中，居住在老城区海珠区的居民心理健康水平较高，这可能与其良好的生活环境和服务设施等有关。此外，荔湾区、越秀区、白云区和番禺区社区居民的心理健康水平一般。得分最低的雅康（7.17 分）、名雅苑（8.36 分）和体育东（8.60 分）这三个社区均位于天河区，并且天河区大多数社区居民的心理健康状况较差。这可能是由于天河区作为当前广州大力发展的城市中心区，承担着经济发展的重任，在天河区部分社区居住生活的居民由于繁重的工作压力和快节奏的生活，更容易引发心理问题和精神不佳状态。

表 4-1 不同社区居民心理健康水平

行政区	社区	类型	心理健康平均分（标准差）
越秀区	中山六路	历史街区	13.78（2.38）
	建设新村	单位社区	17.80（2.08）
荔湾区	龙津社区	历史街区	15.04（2.34）
	逢源社区	历史街区	14.84（2.97）
	宝源社区	历史街区	15.90（3.21）
	穗文小区	历史街区	12.33（0.47）
海珠区	侨城社区	商品房社区	14.53（1.88）
	晓港湾社区	商品房社区	16.83（4.06）
	瑞宝花园社区	商品房社区	11.00（2.03）
	南洲社区	商品房社区	16.00（3.19）
	嘉鸿花园	商品房社区	18.14（2.87）
	金玫瑰苑	商品房社区	17.95（3.79）
	中大社区	单位社区	13.85（2.95）
天河区	新村社区	单位社区	14.60（4.04）
	昌乐园社区	单位社区	14.91（4.09）
	侨庭社区	商品房社区	13.72（1.93）
	雅康社区	商品房社区	7.17（0.37）
	华新社区	商品房社区	12.80（1.87）
	名雅苑社区	商品房社区	8.36（1.67）
	体育东社区	商品房社区	8.60（1.69）
	绿荷社区	非正规住房（城中村）	14.33（3.00）
	棠德花园	保障房社区	18.34（1.14）
白云区	积德社区	保障房社区	15.58（1.95）
	泽德社区	保障房社区	14.69（1.84）
番禺区	华南新城	商品房社区	16.45（3.46）
总计			15.30（3.54）

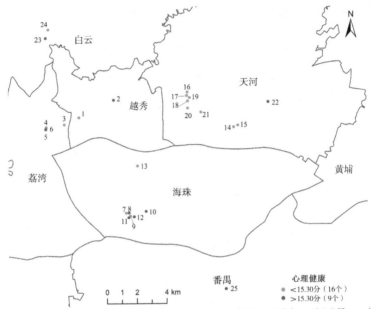

1. 中山六路；2. 建设新村；3. 龙津；4. 逢源；5. 宝源；6. 穗文；7. 侨城；8. 晓港湾；9. 瑞宝花园；10. 南洲；
11. 嘉鸿花园；12. 金玫瑰苑；13. 中大；14. 新村；15. 昌乐园；16. 侨庭；17. 雅康；18. 华新；19. 名雅苑；
20. 体育东；21. 绿荷；22. 棠德；23. 积德；24. 泽德；25. 华南新城

（1）以心理健康平均值划分社区

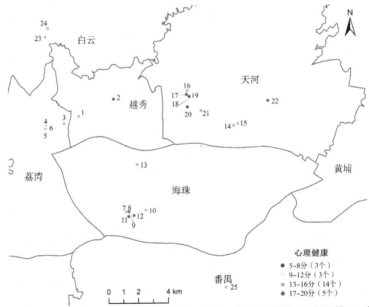

1. 中山六路；2. 建设新村；3. 龙津；4. 逢源；5. 宝源；6. 穗文；7. 侨城；8. 晓港湾；9. 瑞宝花园；10. 南洲；
11. 嘉鸿花园；12. 金玫瑰苑；13. 中大；14. 新村；15. 昌乐园；16. 侨庭；17. 雅康；18. 华新；19. 名雅苑；
20. 体育东；21. 绿荷；22. 棠德；23. 积德；24. 泽德；25. 华南新城

（2）社区心理健康水平

图 4-1　居民心理健康水平的空间特征

对比广州市不同类型社区的居民心理健康得分均值（见图 4 - 2），发现居住在非正规住房（城中村）居民的心理健康水平最低（14.33 分），而居住在商品房社区居民的心理健康水平最高（15.75 分）。其他类型社区（保障房社区、单位社区、历史街区）内居民的心理健康水平都略低于商品房社区居民。非正规住房（城中村）和商品房社区居民之间心理健康水平差距较大，这与房屋条件、居住社区的自然环境、配套设施和人文环境等密切相关，也可能与居民的人口与社会经济属性、日常活动 - 出行的环境暴露和健康行为等存在一定联系。

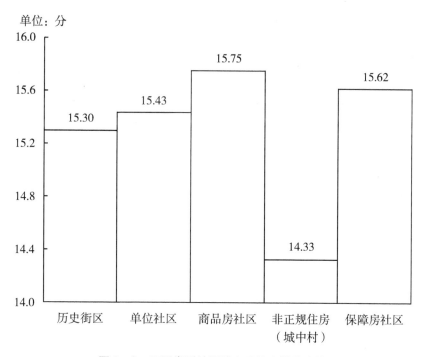

图 4 - 2　不同类型社区的心理健康得分均值

4.2 居民心理健康水平的人群分异

4.2.1 人口和社会经济属性特征

1003 位参与者的性别比例较均衡，青年人（19～44 岁）数量居多（756 人），平均年龄为 36 岁。已婚人士比例高达 80.06%，有广州户口的居民占比为 80.96%，拥有房屋产权居民的比例为 86.94%。同时，选取与居民"社会经济水平"高度相关的文化程度、就业状况、个人平均月收入、家庭月收入等指标。在文化程度方面，拥有大学本科（大专）学历的人数最多，比例高达 65.20%；其次是拥有高中（中专）学历的居民，比例为 27.52%；拥有小学及以下和研究生及以上学历的居民较少。参与者中就业人数所占比例高达 98.60%。《南方人才 2017—2018 年度广东地区薪酬调查报告》显示，2017 年广州市人均月收入为 7210 元，而本研究中有 69.4% 的居民人均月收入低于 7210 元。家庭月收入为 9000～14999 元的居民数量最多，占比为 47.86%；其次是 15000～26999 元家庭月收入的居民，有35.39%。此外，与居民健康有关的日常行为指标显示，饮酒居民的比例为42.07%，吸烟居民占比 39.38%（见表 4-2）。

表 4-2　人口和社会经济属性描述性统计

人口和社会经济属性		样本量（个）	占比（%）
性别	男性	501	49.95
	女性	502	50.05
年龄	青年（19～44 岁）	756	75.37
	中年（45～59 岁）	247	24.63
婚姻状况	已婚	803	80.06
	单身	200	19.94

续表 4－2

人口和社会经济属性		样本量（个）	占比（%）
文化程度	小学及以下	1	0.10
	初中	63	6.28
	高中（中专）	276	27.52
	大学本科（大专）	654	65.20
	研究生及以上	9	0.90
就业状况	就业	989	98.60
	未就业	14	1.40
个人平均月收入	2999 元及以下	12	1.20
	3000～4999 元	322	32.10
	5000～8999 元	487	48.55
	9000～12000 元	75	7.48
	12000 元以上	107	10.67
家庭月收入	8999 元及以下	87	8.67
	9000～14999 元	480	47.86
	15000～26999 元	355	35.39
	27000～36000 元	57	5.68
	36000 元以上	24	2.40
户口	广州户口	812	80.96
	非广州户口	191	19.04
房屋产权	有	872	86.94
	无	131	13.06
饮酒	是	422	42.07
	否	581	57.93
吸烟	是	395	39.38
	否	608	60.62

4.2.2 居民心理健康水平的人群分异特征

以往研究表明，居民的人口和社会经济属性会影响自身健康水平，但影响程度存在差异。一般而言，老年人的健康状况较差，尤其是缺少生活保障和体力活动的老年人，他们患慢性疾病的概率高于青年人和中年人。此外，枯燥的老年生活、孤独感和无用感也会严重危害他们的心理健康，降低他们的生活满意度和幸福感。社会经济水平和资源分配差异也可能影响人类健康水平，它们通过影响人们对良好的生活环境、完善的健身设施和医疗卫生条件等健康资源的占有度，进而影响到不同人群的健康状况。充足的社会经济资源对人们维持健康十分关键，而经济水平低和资源匮乏则对居民健康产生负面影响。居民的社会经济水平与文化程度、就业状况、个人平均月收入和家庭月收入有关，良好的教育背景和工作可以通过提高个人的经济状况，帮助人们获取更丰富的物质资源、舒适安全的生活环境，并培养健康的生活习惯及行为。基于此，本研究对人口和社会经济属性划分的不同群体的心理健康水平分别进行独立样本 t 检验与单因素方差分析，考察不同群体的心理健康水平是否存在显著差异。通过检验广州市居民心理健康水平的人群分异，进一步分析人口和社会经济属性对心理健康水平的影响。

4.2.2.1 独立样本 t 检验

对于二分类变量，使用独立样本 t 检验考察居民心理健康水平的人群分异（见表 4-3）。结果如下：①性别。男性和女性的心理健康水平均值基本相等，并且不同性别居民的心理健康无显著差异。②年龄。不同年龄阶段居民的心理健康状况差异显著（$p < 0.05$），青年人的心理健康水平显著优于中年人。相比中年人，青年人的心理压力和精神问题可能较少。此外，青年人善于借助外界多种方式妥善处理和缓解生活及工作中的负面情绪并调整自身的心理健康状态。③婚姻状况。单身人士的心理健康水平高于已婚人士。不同婚姻状况居民的心理健康水平有明显差异（$p < 0.01$）。这可能是由于单身人士没有过多的家庭生活压力与负担，在心理上感到更轻松愉悦，因此，他们的心理健康状况更好。④就业状况。已就业居民的心理健康水平优于未就业居民，并且就业和未就业居民的心理健康状况差异显著（$p < 0.05$）。就业状况在一定程度上可以体现个体的经济水平，这可能是导致二者心理健康水平差异较大的原因。⑤户口。拥有广州户口的居民心理健康水平均值略高于非广州户口的居民，二者的心理健康状况存在统计学意义上的显著差别（$p < 0.01$）。相对于非广州户口的居民，拥有广州户口的居民在

获取医疗、购房资格、教育等社会资源方面更具优势，并且他们的社会融入感和地方认同感也更加强烈，因而他们更可能拥有良好的心理健康水平。⑥房屋产权。从心理健康水平均值来看，拥有房屋产权居民的心理健康状况略低于不拥有房屋产权居民，但二者没有统计学意义上的明显差异。⑦饮酒。居民饮酒与否不太会影响其心理健康状况。⑧吸烟。不吸烟居民的心理健康水平略高于吸烟居民，但二者之间的差异并不显著。

表 4-3　居民心理健康水平在人口和社会经济属性上的 t 检验

人口和社会经济属性		心理健康水平均值	t 值
性别	男性	15.30	1.692
	女性	15.29	
年龄	青年（19～44 岁）	15.44	4.191**
	中年（45～59 岁）	14.84	
婚姻状况	已婚	15.09	30.647***
	单身	16.12	
就业状况	就业	15.30	4.198**
	未就业	14.71	
户口	广州户口	15.33	13.507***
	非广州户口	15.13	
房屋产权	有	15.21	2.522
	无	15.83	
饮酒	是	15.32	0.174
	否	15.28	
吸烟	是	15.11	2.101
	否	15.41	

注：数字右上角标 *、**、*** 分别表示在 10%、5%、1% 水平上显著。

4.2.2.2　单因素方差分析

单因素方差分析的结果如下：①文化程度。不同文化程度居民的心理健康水平差异显著（$p < 0.01$），受教育程度越高，居民的心理健康状况则越好。较高学历居民的个人保健和参与锻炼的意识较强，也善于通过多种方式

调节外界事物对精神状态的不利影响。他们还掌握丰富的健康知识，能更好地缓解精神压力和心理问题。此外，他们具有相对较高的社会经济地位，获取健康资源的能力也较强。因此，较高学历居民的心理健康状况优于较低学历者。②个人平均月收入。整体来说，拥有不同个人平均月收入居民的心理健康状况没有统计学上的显著性差异。③家庭月收入。拥有不同家庭月收入居民的心理健康状况存在明显差异（$p < 0.05$）（见表4-4）。

表4-4 居民心理健康水平在人口和社会经济属性上的单因素方差分析

人口和社会经济属性		心理健康水平均值	F 值	事后检验
文化程度	1. 小学及以下	15.00	5.635***	5 > 2**
	2. 初中	15.23		5 > 3**
	3. 高中（中专）	14.60		5 > 4**
	4. 大学本科（大专）	15.55		4 > 3**
	5. 研究生及以上	18.67		
个人平均月收入	1. 2999元及以下	14.50	0.540	—
	2. 3000～4999元	15.45		
	3. 5000～8999元	15.28		
	4. 9000～12000元	15.29		
	5. 12000元以上	14.96		
家庭月收入	1. 8999元及以下	15.11	2.959**	2 > 4**
	2. 9000～14999元	15.46		
	3. 15000～26999元	15.28		
	4. 27000～36000元	13.88		
	5. 36000元以上	16.13		

注：数字右上角标 *、**、*** 分别表示在10%、5%、1%水平上显著。

4.3 居民即时情绪水平特征

4.3.1 居民即时情绪测度

本研究运用 EMA 方法收集居民的即时情绪信息，EMA 电子调查中用于测评即时情绪的问题主要从 PANAS 量表中选取并衍生而来，包括"烦躁""压力""开心"3 个条目，每个条目都采用 Likert-5 级评分。前两个消极条目的 1 ～ 5 分代表从"极强"到"没有"。第三个条目是积极条目，其评分的 1 ～ 5 分表示从"没有"到"极强"。这 3 个条目的得分加总反映了居民即时情绪水平。本研究中参与者的即时情绪评分为 3 ～ 15 分。通过信度和效度检验显示这三项条目具有较高的信度和效度 $[Cronbach's\ \alpha = 0.791\ (\geqslant 0.700)$, $Kaiser\text{-}Meyer\text{-}Olkin\ (KMO) = 0.766\ (> 0.700)$, $Sig. = 0.000\ (< 0.05)]$。

4.3.2 居民即时情绪水平及空间特征分析

以居民在工作日 535 条 EMA 记录中的即时情绪水平作为分析对象，同时以休息日 543 条 EMA 记录中的即时情绪水平作为对照。工作日居民的即时情绪水平均值为 11.86 分，而休息日为 11.93 分，略高于工作日。同时，根据 GPS 设备收集的实时轨迹数据提取居民在进行 EMA 调查时的具体活动/出行位置信息，将这些空间位置划分为 3 种，分别是居住地、其他活动地（包括工作场所、健身场所、休闲娱乐场所、购物场所、餐饮场所等除居住地以外的活动地）和出行路径，再测算居民在不同空间内的即时情绪水平。表 4 - 5 显示，工作日内居民在不同空间中的即时情绪水平均值存在略微差异，在出行路径（11.93 分）和居住地（11.91 分）的即时情绪状况较好，而在其他活动地（11.78 分）的即时情绪水平略低。与此相反，休息日内居民在居住地（11.89 分）和出行路径（11.86 分）的即时情绪水平较差，但在其他活动地（12.04 分）的即时情绪更好。

表4-5 不同活动-出行空间内居民的即时情绪水平

时间	工作日			休息日		
空间	居住地	其他活动地	出行路径	居住地	其他活动地	出行路径
样本量（条）	262	200	73	354	140	49
即时情绪水平均值	11.91	11.78	11.93	11.89	12.04	11.86

将居民在不同活动-出行空间的即时情绪水平得分由低到高划分为5个等级，分别为1～3分（即时情绪非常差）、4～6分（即时情绪水平较低，在日常生活中存在较多的负面情绪）、7～9分（即时情绪一般，伴有轻微的消极情绪）、10～12分（即时情绪良好，几乎没有负面情绪）和13～15分（即时情绪非常好）。图4-3用于反映工作日和休息日的不同活动-出行空间内居民即时情绪水平的特征。可以发现居民从事各类活动（居住、工作、健身、休闲娱乐、购物等）的场所主要集中在天河区，这与样本社区的选取关系较大。在工作日和休息日的不同活动-出行空间中，居民的即时情绪水平没有表现出显著差异。

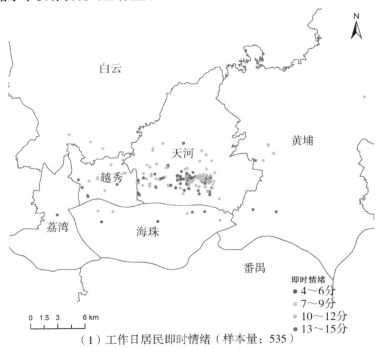

（1）工作日居民即时情绪（样本量：535）

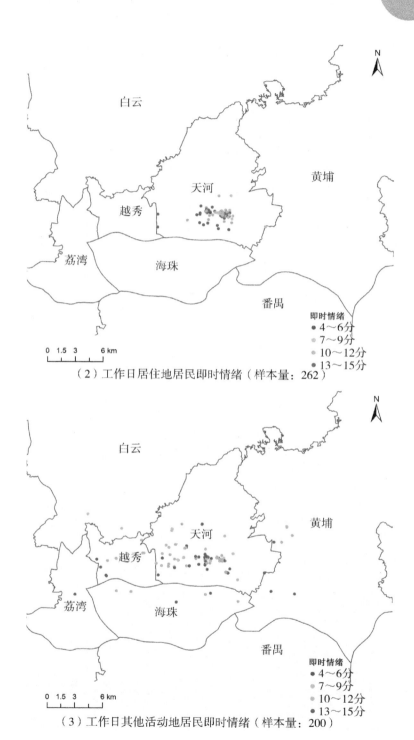

（2）工作日居住地居民即时情绪（样本量：262）

（3）工作日其他活动地居民即时情绪（样本量：200）

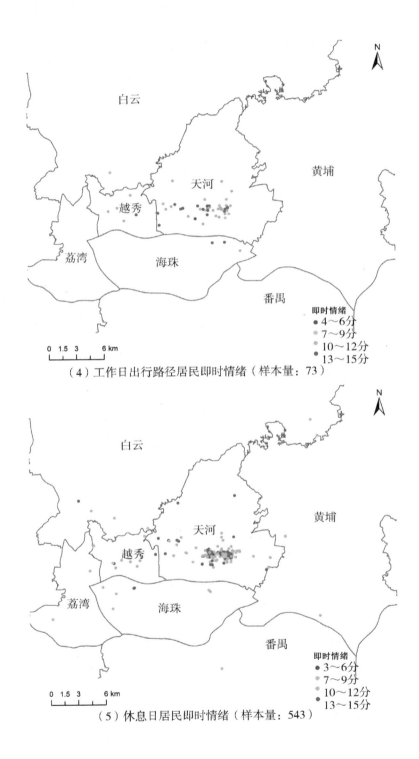

（4）工作日出行路径居民即时情绪（样本量：73）

（5）休息日居民即时情绪（样本量：543）

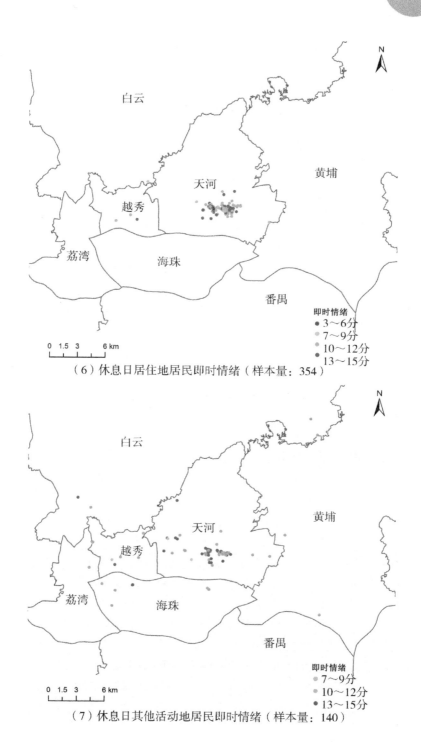

（6）休息日居住地居民即时情绪（样本量：354）

（7）休息日其他活动地居民即时情绪（样本量：140）

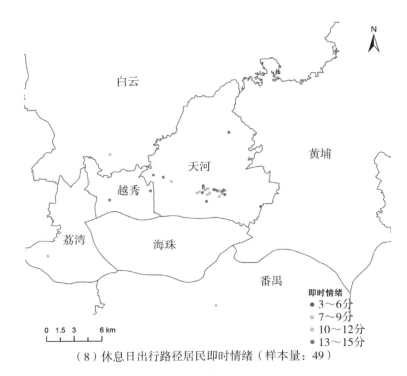

（8）休息日出行路径居民即时情绪（样本量：49）

图4-3 居民即时情绪水平的空间特征

4.4 居民即时情绪水平的人群分异

4.4.1 人口和社会经济属性特征

2018年广州市居民日常活动与环境健康调查共有136位参与者，对他们的人口和社会经济属性进行描述（见表4-6）。参与者中女性人数较多，占比为52.48%；青年人（19～44岁）数量也较多，占比为67.38%；已婚人数占大多数（76.60%）。有46.10%的参与者有大学本科（大专）学历，拥有小学及以下学历的参与者最少（4.26%）。此外，61.00%的参与者收入水平较低，他们的个人平均月收入低于4999元。

表 4 - 6   人口和社会经济属性描述性统计

人口和社会经济属性		占比（%）
性别	男性	47.52
	女性	52.48
年龄	青年（19～44岁）	67.38
	中年（45～59岁）	27.66
	老年（≥60岁）	4.96
婚姻状况	已婚	76.60
	单身	23.40
文化程度	小学及以下	4.26
	初中	12.06
	高中（中专）	25.53
	大学本科（大专）	46.10
	研究生及以上	12.05
个人平均月收入	2999元及以下	30.50
	3000～4999元	30.50
	5000～8999元	21.98
	9000～12000元	10.64
	12000元以上	6.38

4.4.2   居民即时情绪水平的人群分异特征

4.4.2.1   独立样本 t 检验

对二分类变量使用独立样本 t 检验分析居民即时情绪水平的人群分异（见表 4 - 7），结果如下：①性别。女性的即时情绪水平均值高于男性，不同性别居民的即时情绪水平存在显著差异（$p < 0.10$）。②婚姻状况。单身人士的即时情绪水平均值高于已婚人士。

表4-7 居民即时情绪水平在人口和社会经济属性上的 t 检验

人口和社会经济属性		即时情绪水平均值	t 值
性别	男性	11.56	-1.830*
	女性	12.20	—
婚姻状况	已婚	11.83	-0.699
	单身	12.12	—

注：数字右上角标 ∗ 、 ∗∗ 、 ∗∗∗ 分别表示在10%、5%、1%水平上显著。

4.4.2.2 单因素方差分析

单因素方差分析的结果如下：①年龄。青年人的即时情绪水平均值略微高于中年人和老年人。②文化程度。不同文化程度居民的即时情绪水平差异较小。③个人平均月收入。高收入居民的即时情绪状况略好于低收入居民。然而，不同年龄段、不同文化程度、不同个人平均月收入的居民的即时情绪水平没有统计学上的显著性差异（见表4-8）。

表4-8 居民即时情绪水平在人口和社会经济属性上的单因素方差分析

人口和社会经济属性		即时情绪水平均值	F 值	事后检验
年龄	青年（19～44岁）	11.90	1.022	—
	中年（45～59岁）	11.89		
	老年（≥60岁）	11.82		
文化程度	小学及以下	11.96	0.858	—
	初中	11.97		
	高中（中专）	11.89		
	大学本科（大专）	11.90		
	研究生及以上	11.91		
个人平均月收入	2999元及以下	11.91	0.868	—
	3000～4999元	11.89		
	5000～8999元	11.90		
	9000～12000元	11.95		
	12000元以上	12.01		

4.5 本章小结

本章主要分析居民心理健康水平和即时情绪水平。然后结合 GIS 相关技术揭示居民心理健康水平和即时情绪水平分别呈现的空间分异特征。最后，探讨居民心理健康水平的人群分异、即时情绪水平的人群分异。具体研究结论如下。

（1）在本次调查研究中，广州市居民心理健康状况较差（广州市居民心理健康水平均值＜广州市居民生理健康水平均值＜广州市居民社会健康水平均值＜全国居民心理健康水平均值），在日常生活中伴有一些心理健康问题和不良的精神状态，因此，深入分析造成心理健康状况不佳的原因十分紧迫和必要。从个体角度来看，心理健康状况良好或极好的居民占比41.28%，还有近六成居民的心理健康水平堪忧。

（2）不同空间区位的社区居民心理健康水平差异显著。居民心理健康水平较高的社区多集中于海珠区，而天河区内大多数社区的居民心理健康水平较低。不同行政区以及社区之间存在明显的空间差异，居民心理健康水平大体呈现出西部高东部低的空间差异态势。此外，不同类型社区的居民心理健康水平也存在显著差异，商品房社区居民的心理健康水平最高，而非正规住房（城中村）居民的心理健康状况最糟糕。

（3）居民心理健康水平存在显著的人群分异。在人口指标中，不同年龄、不同婚姻状况、不同户口状态的居民的心理健康水平差异明显，青年人、单身人士、拥有广州户口居民的心理健康状况更好。在社会经济属性中，不同就业状况、不同文化程度、不同家庭月收入的居民的心理健康水平存在明显人群分异，就业居民、文化程度越高的居民，心理健康状况越佳。

（4）居民在工作日的即时情绪水平均值略低于休息日。居民在不同活动－出行空间的即时情绪水平存在差异。工作日内居民在出行路径和居住地的即时情绪较好，但在其他活动地的即时情绪水平略低。与此不同，休息日内居民在出行路径和居住地的即时情绪状态略差，但在其他活动地的即时情绪水平较高。

（5）在工作日的不同活动－出行空间，居民的即时情绪水平没有表现出显著的空间分异特征，休息日也是类似。

（6）不同性别居民的即时情绪水平存在显著的人群分异，女性的即时情绪水平高于男性。此外，具有其他人口和社会经济属性群体的即时情绪水平不存在明显的人群分异。

第 5 章　居民时空行为特征和地理环境暴露差异

当前，广州市居民心理健康水平有待提高且呈现明显的空间分异特征。同时，居民在不同活动–出行空间的即时情绪水平也略有差异，但空间分异特征不显著。先前的文献表明，基于静态背景单元开展地理环境的健康效应分析有可能导致研究结果存在偏差，而基于个体实际活动–出行的时空间背景单元进行研究能得到更精确的分析结果。因此，本章在前文对静态特征描述的基础上进行动态特征分析，探究居民的时空行为特征以及居民时空行为下的地理环境暴露差异。具体地，运用 GIS 空间分析技术绘制居民时空行为（日常活动–出行）轨迹，分析日常活动–出行的频率、时长及距离特征，揭示居民日常活动–出行的时空特征等，并剖析居民在从事活动–出行过程中的心理健康特征。在此基础上，测算居民时空行为下的真实地理环境暴露水平，再进行配对样本 t 检验，以检验从不同活动–出行时空背景单元中提取并测算的环境变量值之间的差异。本章的研究内容为后文分析时空行为视角下居民地理环境暴露的心理健康效应奠定了基础。

5.1　居民日常活动–出行轨迹和时长及距离特征

5.1.1　居民日常活动–出行轨迹

2017 年广州市居民活动日志与社区融合调查中包括了"居民日常活动–出行日志"这一重要内容。本研究细化了"活动"和"出行"的定义，其中，"活动"是指人们在某些停驻地（例如，居住地、工作地、商场、餐厅、健身房、娱乐场所等）从事的个人事务、家庭事务、工作或业务、购物、健身、休闲娱乐等，而"出行"是指连接各个活动之间的交通出行（例如，步行、骑行、小汽车出行、公共交通出行等）。日志详细记录了居民在一个工作日 24 h 内实际活动–出行的活动地点（空间位置）、活动类型、活动时间点和持续时长，以及出行方式、出行目的、出行路径、出行时间点和持续时长等反映居民活动–出行模式和时空间特征的信息。共获得

1003 位成年居民在一个工作日 24 h 内的活动－出行记录 14357 项，每位居民的活动－出行记录约为 14.31 项。选择"工作日"开展研究是由于参与者的年龄均在 19～59 岁且绝大部分处于就业状态，这可能使得他们在每个工作日（主要为周一至周五）进行常规且相似的活动和出行。然而，相比于工作日占据人们生命历程中更多的时间并且活动－出行模式更加规律和常态化，人们在休息日（主要为周六和周日）的活动－出行模式存在显著的不规律性和差异化。因此，本研究将"工作日"的行为看作"日常"行为，选择以居民在工作日的活动－出行作为研究对象，借助 GIS 空间分析技术，利用活动－出行日志数据并且结合研究区的路网环境，刻画出以个体为单位的居民时空行为（日常活动－出行）轨迹（见图 5－1）。可以发现，每位居民的活动－出行轨迹存在显著差异。

在此基础上，为活动地和出行路径分别选用 1000 m 和 500 m 半径绘制缓冲区，形成日常活动－出行空间，进而刻画出人们实际经历的地理背景单元。其中，活动地（停驻点）缓冲区是基于参与者每个活动位置直线距离 1000 m 半径而绘制的。选择"1000 m"作为缓冲区半径是基于广州市的城市特征和部分成年居民反馈的信息。具体来说，《城市规划原理》（第四版）（吴志强和李德华，2010）中提到，中国城市主干道之间的直线距离设置为 700～1200 m。因此，建议人们在步行 700～1200 m 的范围内，获得所需的服务和设施，或抵达目的地。目前，在中国大多数城市，公共设施（例如，卫生设施、公共交通站点等）和商业设施的空间布局都受到这一距离（700～1200 m）的影响。通过和部分参与者进行深度访谈得知"他们愿意步行多远（大约 1000 m）和多久（10～15 min）以获取周边区域内的服务和设施"。此外，先前在广州和其他地区的多数研究也表明在活动地（例如，住宅、工作地、健身场所、娱乐场所等）的 1000 m 缓冲区内可以有效测量环境特征（Lin & Moudon，2010；Ulmer et al.，2016；周素红等，2017；Zhao et al.，2018；Zhang et al.，2019）。在借鉴以往研究的基础上（Sallis et al.，2016；Zhang et al.，2018），考虑到出行路径的地理环境影响可能弱于在活动空间内的环境影响，因此，选择以 500 m 半径为出行路径绘制缓冲区。图 5－2 是以某个参与者为例，绘制的日常活动－出行空间缓冲区的示意图。

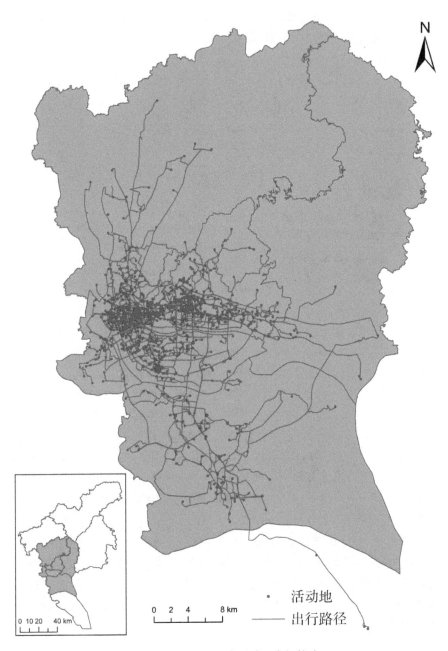

图 5 -1   居民日常活动 - 出行轨迹

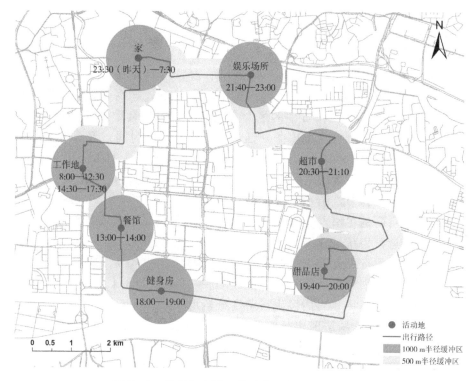

图 5 - 2 某参与者的日常活动 - 出行空间缓冲区

5.1.2 居民日常活动 - 出行频率和时长及距离特征

表 5 - 1 显示了广州市居民日常活动 - 出行频率、时长和距离特征。1003 位居民的完整活动 - 出行记录共 14357 次/天，从事个人事务（例如，用餐、个人护理、看病就医、前往银行/邮局等活动）的次数最多，是 4612 次/天，占到活动 - 出行总次数的 32.12%；其次是出行（2914 次/天，占 20.30%）和家庭事务（例如，睡觉、做家务、做饭、陪伴、照顾和接送家人等活动）（2905 次/天，占 20.23%）。由于是工作日，居民社交活动（例如，探亲访友、接待亲朋、参加聚会/宴席等活动）的次数最少（217 次/天，占 1.51%）。人均活动 - 出行频率约为 14.31 次/天，居民进行个人事务的频率最高为 4.60 次/天。人均出行频率为 2.90 次/天，略微高于北京常住居民的人均出行频率 2.75 次/天（刘侃等，2018）。然而从事购物活动（例如，前往实体商店购物、网上购物等活动）和社交活动的频率较低，分

别为 0.23 次/天和 0.21 次/天。

从持续时长来看，广州市居民在工作日活动－出行中耗时前三位的分别是家庭事务（9.27 h，占一天 24 h 的 38.63%）、工作或业务（6.94 h，占一天 24 h 的 28.91%）、个人事务（2.99 h，占一天 24 h 的 12.45%），总共占据工作日一天 79.99% 的时间。由于居民进行社交、购物等活动主要集中在闲暇时间，但是对工作日中的绝大多数人而言，生存型（工作或业务、个人事务）和生活型（家庭事务）活动已占据大部分时间，因而用于社交和购物等活动的时间被压缩，平均时长分别为 0.22 h 和 0.21 h。

在工作日内居民活动距家的距离方面，外出工作或业务距家的平均距离最远，达 6.34 km/次，其次是社交活动的平均距家距离为 1.97 km/次。由于家庭事务主要是在家内或居住区范围内完成，因此，从事家庭事务的平均距家距离最近，为 0.48 km/次。居民在工作日的出行平均距离为 3.70 km/次。居民在工作日一天 24 h 内的人均出行距离为 10.74 km，这一测算结果要高于以往研究中对广州市居民工作日出行平均距离为 8.4 km 的测算结果（古杰，2014）。进一步对居民出行距离分析可知（见图 5－3），工作日一天 24 h 内有 5.08% 的居民出行距离为 0～1 km，出行距离在 5 km 以内、10 km 以内、20 km 以内的居民分别占总人数的 31.41%、62.31%、85.94%。出行距离在 6～7 km 的居民最多，为 85 人（占总人数的 8.47%），其次是出行距离为 5～6 km 的居民，有 79 位（占总人数的 7.88%），可以发现，近距离和中等出行距离的居民数量较多。随着出行距离的增加，居民数量分布呈现显著的衰减的规律。

表 5－1　居民日常活动－出行频率和时长及距离特征

活动－出行类型（地点）	活动－出行频率		活动－出行时长		活动－出行距离	
	次数（次/天）	人均频率（次/天）	人均时长（h）	人均时长占比（%）	活动距家/出行距离（km/天）	活动距家/出行平均距离（km/次）
总计	14357	14.31	24.00	100.00	34754.95	2.42

90

续表 5-1

活动-出行类型（地点）		活动-出行频率		活动-出行时长		活动-出行距离	
		次数（次/天）	人均频率（次/天）	人均时长（h）	人均时长占比（%）	活动距家/出行距离（km/天）	活动距家/出行平均距离（km/次）
活动	工作或业务（工作地等）	2144	2.14	6.94	28.91	13585.33	6.34
	个人事务（医院、银行、居住地等）	4612	4.60	2.99	12.45	7442.06	1.61
	家庭事务（居住地）	2905	2.90	9.27	38.63	1401.43	0.48
	购物活动（购物场所）	226	0.23	0.21	0.88	377.25	1.67
	休闲娱乐（休闲娱乐场所）	1339	1.33	2.29	9.53	752.71	0.56
	社交活动（社交场所）	217	0.21	0.22	0.93	426.78	1.97
出行		2914	2.90	2.08	8.67	10769.38	3.70

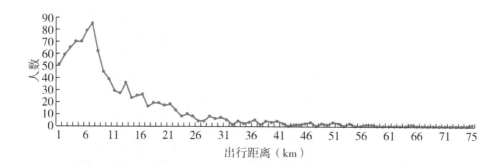

图 5-3　居民日常出行距离

居民日常活动－出行日志调查显示，广州市居民有 40.36% 的活动是独自一人完成的，25.61% 和 20.25% 的活动分别在同事（或同学或业务往来人员）、配偶的陪伴下进行。对于活动开始时间来说，21.13% 的居民认为不可调整，32.20% 的居民认为较难调整。而对于活动地点，40.84% 和 28.47% 的居民分别认为不可调整和较难调整。由此可见，人们对活动地点确定性的要求要高于活动开始时间。此外，居民有 72.72% 的出行是一个人出行，有 12.98% 和 7.27% 的出行分别与同事（或同学或业务往来人员）、配偶一起出行。有 33.73% 和 22.02% 的居民分别认为出行开始时间不可调整和较难调整，这是由于工作日内居民大多因工作或业务、家庭及个人事务而出行且需要准时前往，因此，出行开始时间的可调整性较低。同时，41.50% 的居民认为出行的交通方式也不可调整，他们较为重视日常交通出行方式的可靠性。

5.2 居民日常活动－出行和心理健康的时空间特征

5.2.1 日常活动－出行的时间集聚特征

人类时空行为（日常活动－出行）具有时间和空间两方面特征，本节首先识别不同日常活动和出行的时间集聚特征，进而探究全天活动－出行的时间集聚情况。图 5－4 反映了居民日常活动－出行的时间集聚特征，横坐标为每次活动或（和）出行的开始时间，纵坐标是相应每次活动或（和）出行的结束时间，以点的形式定位到空间进行核密度分析。

居民的工作或业务活动时间呈现高度集聚特征，集中在 9：00—12：00 和 14：00—17：30 两个时段，这与规定的上班时间高度吻合 ［见图 5－4 (1)］。本研究涉及的个人事务主要包括用餐、个人护理、看病就医、前往银行/邮局等活动，图 5－4 (2) 显示居民从事个人事务活动的时间主要集聚在 12：00—13：30，其次在 6：30—8：30 和 18：30—20：30 存在较弱的集聚性。这三个时段分别是上班族的午休、上班前和下班后的时间，许多人在这些时段就餐或从事其他个人事务活动，具有显著的生存型活动伴生性的特征（齐兰兰和周素红，2018）。工作日内居民的家庭事务活动时间集中于 0：00—7：00，持续时间较长，这与人们的睡眠时间相吻合 ［见图 5－4 (3)］。居民的购物活动时间主要集中在 17：30—22：00 这个时段，这是由于居民在下班后才有时间去购物，并且他们在实体商店的购物活动一直持续到 22：00，这与大多数购物场所停止营业时间大致符合［见图 5 - 4 (4)］。居民的休闲娱乐活动主要集中于 19：30—23：00 这个时段，居民从事看书、看电视、看电影、体育锻炼等多种休闲娱乐活动。此外，在 12：30— 14：00 这一时段内居民的休闲娱乐活动虽然有集聚，但是集聚性较弱［见图 5 - 4 (5)］。图 5 - 4 (6) 显示社交活动时间集聚在 19：00—23：00，这是由于居民在下班后才有时间进行联络（上网/电话）、探亲访友、接待亲朋以及参加聚会/宴席等社交活动。工作日内居民的出行高峰时段主要是 7：30—9：30 和 17：30—19：30 这两个时段，分别是上班和下班出行高峰期［见图 5 - 4 (7)］。总体来看，居民在一天内活动 - 出行时间包括三个集聚核，分别是 6：00—8：30、10：30—12：30、16：00— 18：00 ［见图 5 - 4 (8)］。

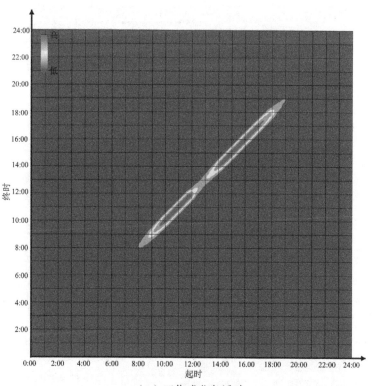

（1）工作或业务活动

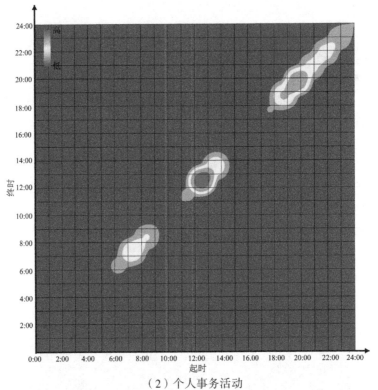

（2）个人事务活动

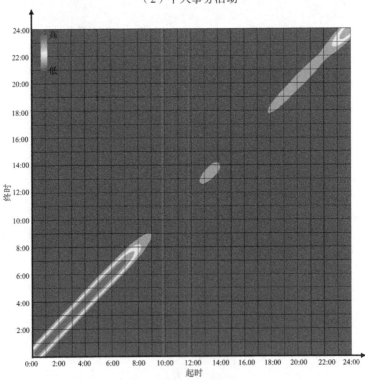

（3）家庭事务活动

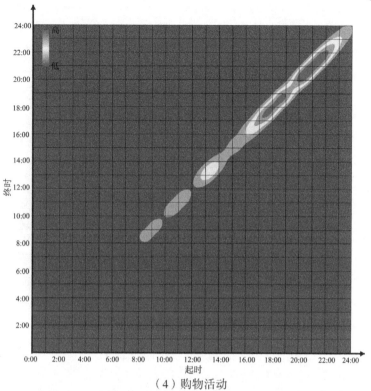

（4）购物活动

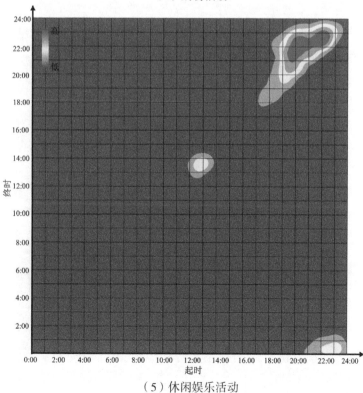

（5）休闲娱乐活动

95

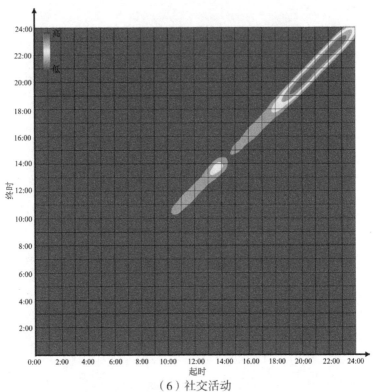

（6）社交活动

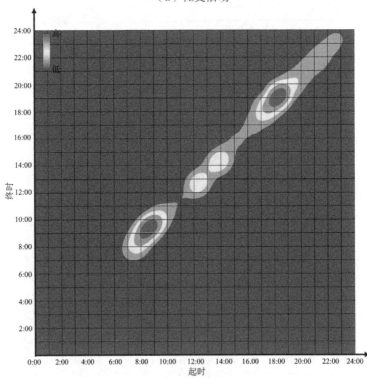

（7）出行

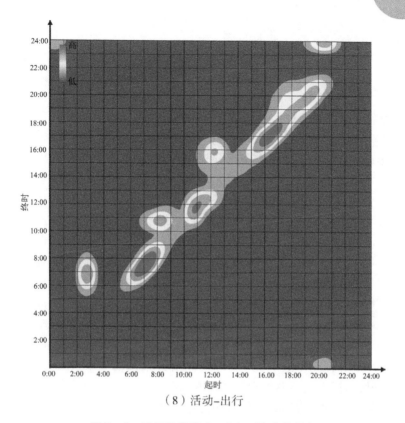

（8）活动–出行

图5-4　居民日常活动–出行时间集聚特征

　　图5-4已反映工作日内居民的各类活动及出行呈现高度集聚性，在此基础上，识别出一天内各类活动及出行开始时间的人次变化情况（见图5-5）。居民开始从事工作或业务活动的人次呈现两个波峰。7：00前开始进行工作或业务活动的人次非常少，之后急剧增加，9：00开始从事工作或业务活动的人次达到全天峰值，随后人次呈现先下降后上升趋势并在13：00—14：00形成次高峰。在7：00—8：00开始从事个人事务的人次达到工作日的最高峰值，大部分居民主要是吃早餐、进行个人护理（洗漱）等为上班做准备的个人事务。全天第二个峰值出现在12：00，主要是居民开始吃午饭或午休的时间。之后，开始进行个人事务活动人次的第三个峰值出现在18：00—19：00，这是居民开始吃晚餐和从事其他个人事务的时间。居民基本在22：00之后陆续开始家庭事务活动（主要是睡眠），在3：00达到全天的人次最高峰值，这与居民的生活作息紧密相关。在不同时间开始进行购物活动人次和社交活动人次始终保持在较低水平。开始从事休闲娱乐活动人次从6：00开始一直处于低水平且缓慢增加态势，在12：00—13：00开始从事休闲娱乐活动人次达到0：00—18：00这一时间段内的小高峰。18：00

之后，开始进行休闲娱乐活动的人次持续增多并于 20：00 达到全天的最高峰值，大多数居民在结束一天的工作之后才有时间和精力参与休闲娱乐活动。在工作日内不同时间开始出行的人次显著呈现出 3 个高峰时间，分别是 8：00 前后的早高峰、12：00 前后的午高峰、18：00 前后的晚高峰。其中，在早高峰和晚高峰出行的人次较多且大致相等，午高峰出行人次相对较少。从 3 个高峰时间出行人次的集聚程度来看，在 7：00—8：00 早高峰开始出行人次占工作日全天出行人次的 28.21%，在 12：00—13：00 午高峰开始出行人次占全天出行人次的 13.56%，在 17：00—18：00 晚高峰开始出行人次占全天出行人次的 29.82%，这 3 个高峰时段的出行人次约占工作日全天出行总人次的 71.59%。与工作日出行高峰时段相对应的是 3 个出行低谷时段，第一个是 0：00—6：00 和 22：00—23：00 的夜间出行低谷时段，大多数居民已在家睡觉或准备休息，这一低谷时段的开始出行人次占全天出行人次的 2.88%，每小时平均出行 9.33 人次。第二个和第三个出行低谷时段分别是 10：00—11：00、14：00—16：00，在这两个时间段内人们主要进行工作或业务等活动，出行次数降低，这与工作日居民的上班时间相对应。在 10：00—11：00 开始出行人次占全天出行人次的 2.09%，在 14：00—16：00 开始出行人次则占工作日出行总人次的 7.10%。整体观察居民的活动–出行开始时间，发现在工作日内的各类活动及出行的人次呈现显著的以 24 h 为周期的时间节律性。

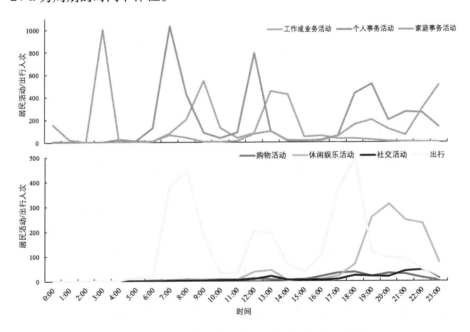

图 5–5　居民日常活动–出行开始时间和人次变化

5.2.2 日常活动 – 出行的空间集聚特征

本节识别居民不同类型日常活动以及出行的空间集聚特征，并在此基础上分析全天活动 – 出行的空间集聚状况。图 5 – 6 反映了居民在工作日活动 – 出行的空间集聚特征。居民从事工作或业务活动的空间集聚特征呈现两个集聚核，分别是老城区的越秀区几大商业/商务带及休闲服务带为主的商业服务圈、新城区的天河区以天河北、珠江新城为核心的商务区以及周围的商业圈 [见图 5 – 6 (1)]。其中，越秀区的中山路特色商贸发展带、东风路现代服务产业带、环市路国际商务带以及沿江路休闲滨水商务带，汇集了众多高质量发展的商贸企业、商业网点和文化、服务等产业，为大量人口提供了就业机会。天河中央商务区 (central business district，CBD) 是中国三大国家级中央商务区之一，已成为华南地区总部经济和金融、科技、商务等高端产业的高度集聚区。这里拥有众多的国内企业和跨国公司，产值居全国前列，发展势头强劲，不断提升的发展能级和区域影响力吸引了大量居民来此就业和开展业务活动。图 5 – 6 (2) 呈现了居民进行个人事务活动的空间集聚特征，主要集中在居住地附近，其中，越秀区中山六路、海珠区瑞宝街道周边各形成了一个空间集聚核。天河区内形成了两个空间集聚核，分别是天河南街道和棠下街道。类似地，大多数居民在居住地及其周边开展家庭事务活动，形成以越秀区中山六路、海珠区瑞宝街道和天河区棠下街道为主的空间集聚特征 [见图 5 – 6 (3)]。人们的购物活动地点主要集中在越秀区几个商业带周边和天河区。其中，棠下街道及其周边区域是购物活动的空间集聚中心之一，这很可能是由于居住地周边的购物条件能满足居民的基本需求，并且在工作日的购物时间有限，因此，大多数人选择在居住地周边进行购物 [见图 5 – 6 (4)]。居民进行休闲娱乐活动主要集中在越秀区中山路特色商贸发展带及其周边区域，这里是广州繁华的商贸中心和文化旅游区，因而吸引了大批居民前往。天河区也形成了两个空间集聚中心。此外，在番禺区的华南新城及其周边区域也形成一个空间集聚中心 [见图 5 – 6 (5)]。工作日内居民的社交活动空间大多围绕居住区，形成了多个集聚中心，包括越秀区中山六路和建设新村，天河区天河南街道和棠下街道，以及海珠区中大社区周边 [见图 5 – 6 (6)]。图 5 – 6 (7) 体现了居民出行的空间集聚情况，形成了多个集聚中心。总体来看，广州市居民的日常活动 – 出行呈现高度的空间集聚性，但是不同类型活动及出行的空间集聚特征存在差异 [见图 5 – 6 (8)]。

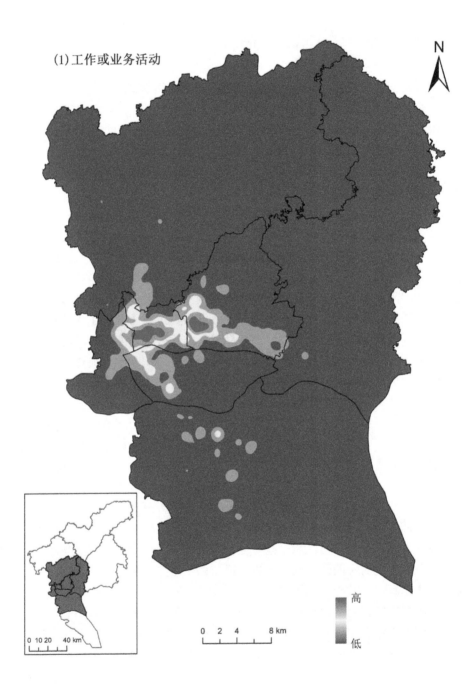

(1)工作或业务活动

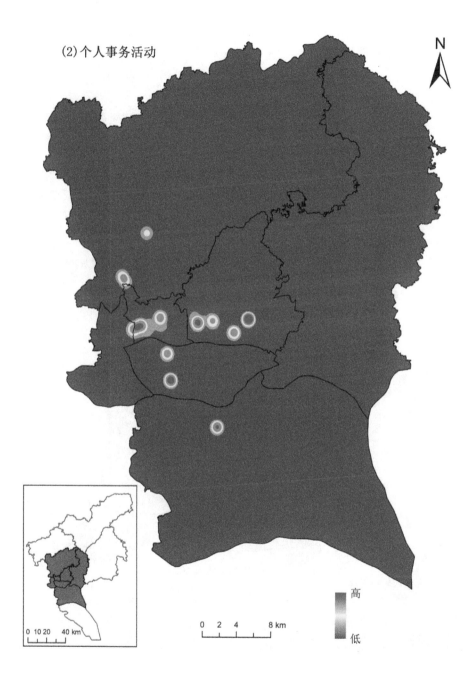

(2)个人事务活动

(3)家庭事务活动

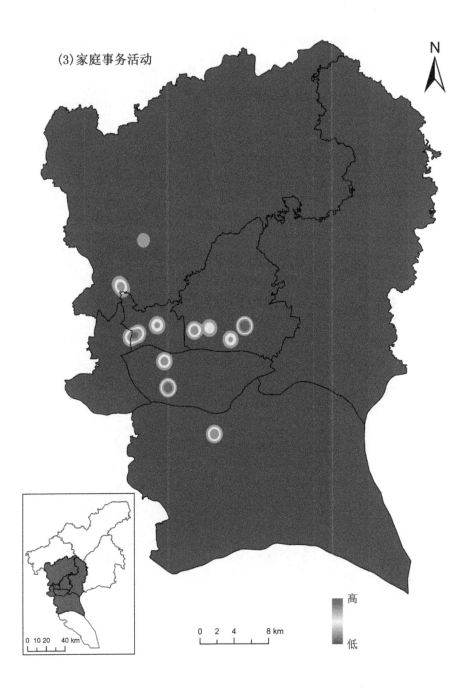

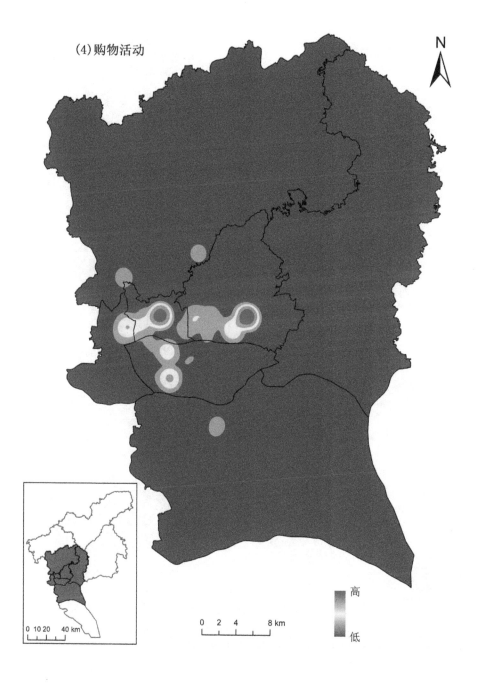

(4)购物活动

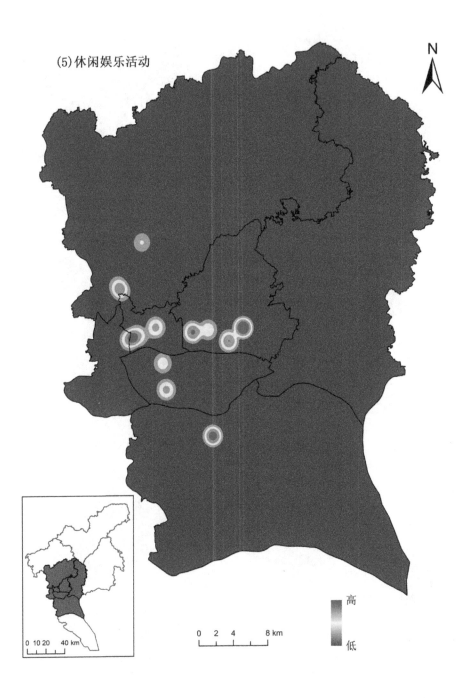

(5)休闲娱乐活动

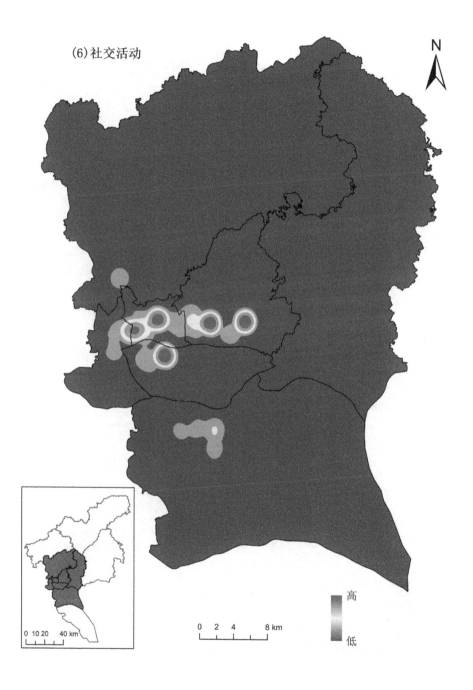

(6)社交活动

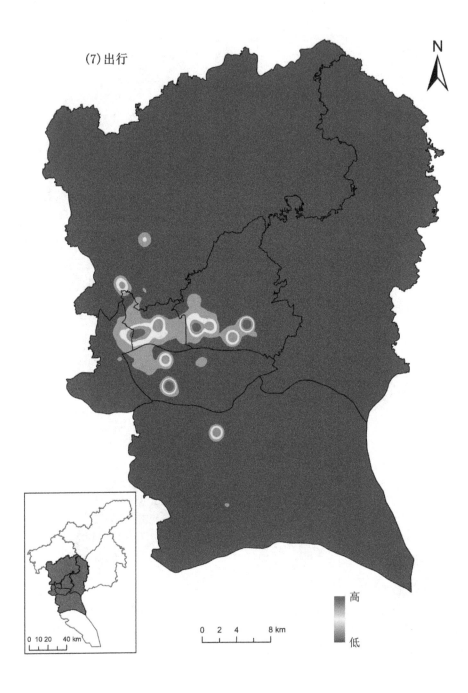

(7)出行

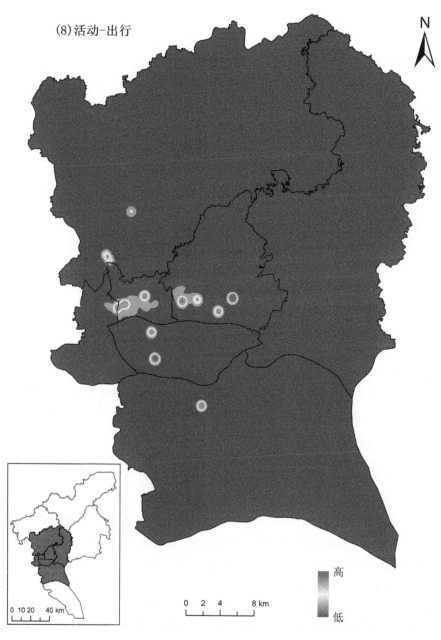

(8) 活动-出行

图 5-6　居民日常活动-出行空间集聚特征

5.2.3 日常活动－出行的时空分布密度

以居民各类活动及出行的开始时间为横坐标，以相应的各类活动及出行的离家距离作纵坐标，借助 ArcGIS 10.5 中核密度工具绘制时空分布密度图（见图 5－7），进而分析各类活动及出行的时空分布密度特征。图中颜色越红的区域代表在这一时段位于这一离家距离的活动/出行的时空分布密度越大，且从事这一活动/出行的人数占总人数比例越大。

居民从事工作或业务活动的时空分布呈现明显的"双峰"特征，两个时空集聚区域分别为"7：00—9：00 距离家 14 km 以内"和"11：00—13：00 距离家 14 km 以内"，居民主要在白天从事离家距离较远的工作或业务活动，具体地点以工作地为主［见图 5－7（1）］。居民进行个人事务活动的集聚时间比工作或业务活动显著延长，离家距离却明显缩短，呈现显著的"单峰"特征。第一个时空集聚区域为"5：00—9：00 距离家 1 km 以内"，居民主要在居住地周边进行个人事务（吃早餐、洗漱等）。第二个时空集聚区域为"10：00—11：30 距离家 8 km 以内"，此时居民可能前往银行、邮局、医院等离家远一些的地点开展个人事务活动。此外，"15：00—21：00 距离家 1 km 以内"是第三个时空集聚区域，也存在较高密度的个人事务活动［见图 5－7（2）］。图 5－7（3）显示了居民进行家庭事务活动的两个主要时空集聚区域，分别是"0：00—4：00 距离家 1 km 以内"和"15：00—22：00 距离家 1 km 以内"。次时空集聚区域为"6：00—8：00 距离家 1 km 以内"。由于家庭事务活动的主要范围是家以及家周边区域，因此，相对于其他活动，家庭事务活动的持续时间长，但离家距离短。广州市居民在工作日进行购物活动的时空分布密度较为分散，这可能是因为在工作日内居民大多选择抽空或利用工作间隙去购物。居民购物活动集聚于"7：00—8：30 距离家 1 km 以内"和"13：00—21：00 距离家 2 km 以内"，也体现出大多数居民在工作日内倾向于在居住地周边区域购物以满足需求［见图 5－7（4）］。少量居民的购物活动集中于"11：00—12：00 距离家 6 km 以内"和"15：00—17：00 距离家 5～10 km 以内"。休闲娱乐活动时空分布密度特征并不显著［见图 5－7（5）］。居民在"16：00—21：00 距离家 1 km 以内"有高密度的社交活动，说明工作日内居民的社交活动时间和空间主要是下班后以及在居住地附近［见图 5－7（6）］。图 5－7（7）显示了居民出行的时空分布密度特征，主要的时空集聚区域是"6：00—8：30 距离家 10 km 以内"，这也是出行早高峰时段。广州市居民在工作日的不同类型活动以及出行的时空分布密度差异较显著，总体上，时空集聚区域是"2：00—3：30 距离家 1 km 以内"和"15：00—21：30 距离家 1 km 以内"，次时空集聚区域是"6：00—9：00 距离家 8 km 以内"和"10：00—13：00 距离家 8 km 以内"［见图 5 - 7 (8)］。

(1)工作或业务活动

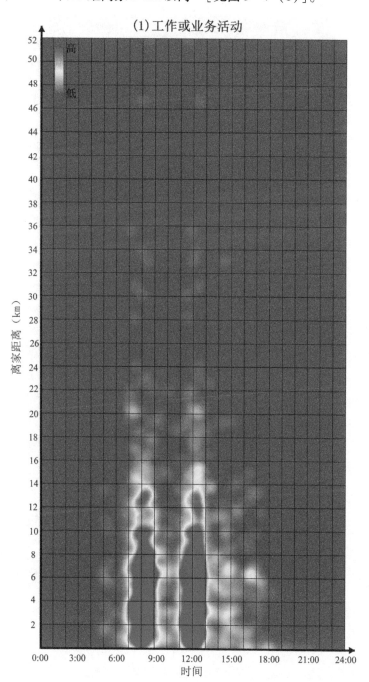

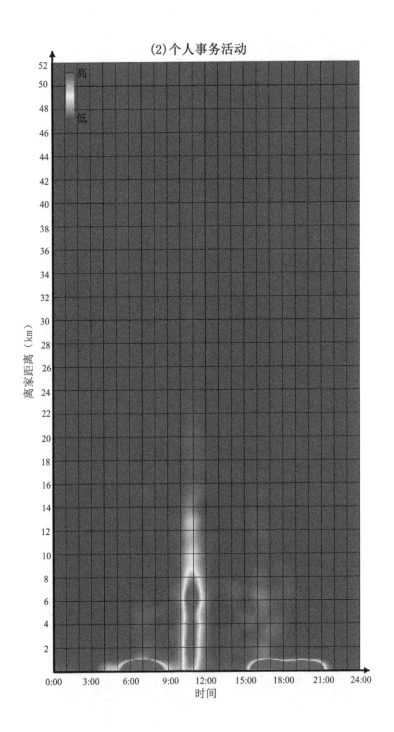

(2)个人事务活动

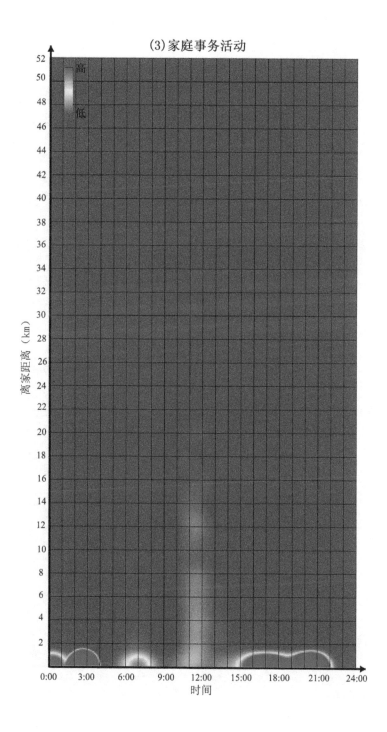

(3)家庭事务活动

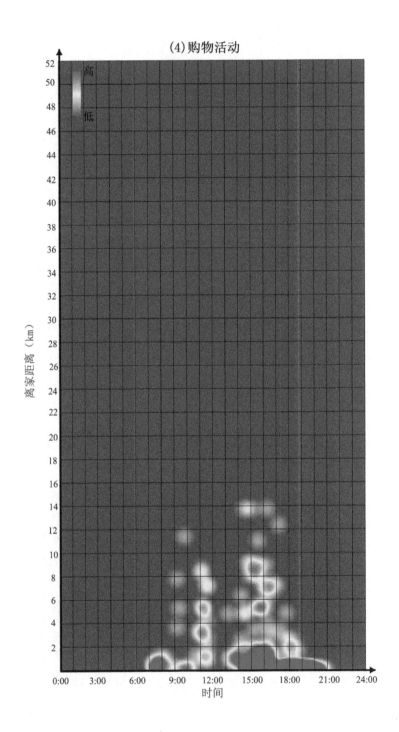

(4)购物活动

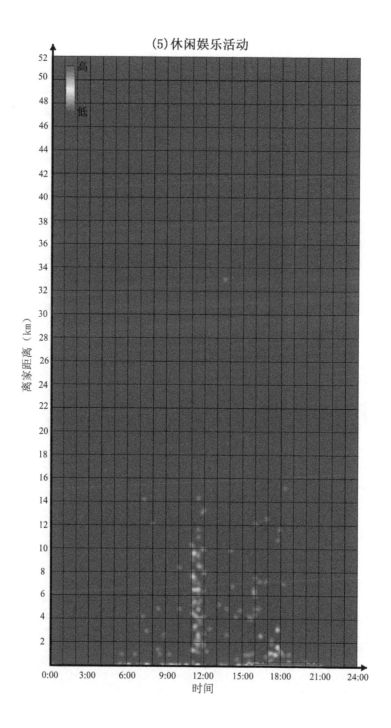

(5)休闲娱乐活动

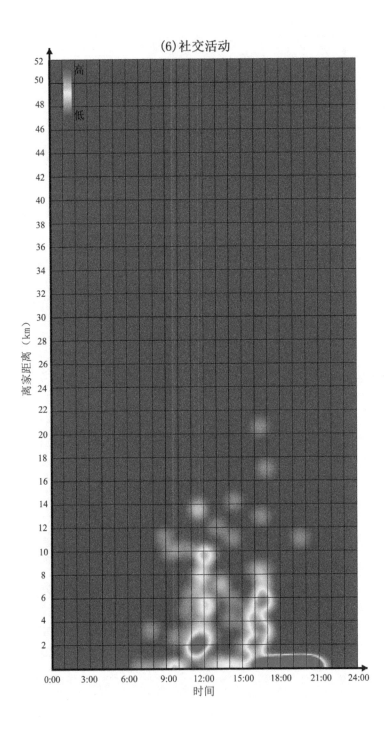

(6)社交活动

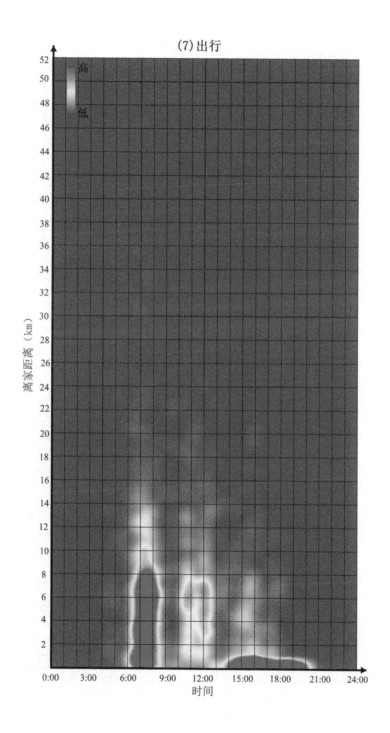

(7) 出行

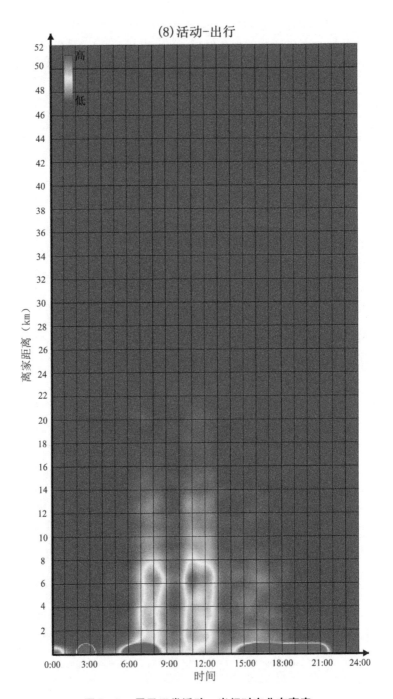

图 5 – 7　居民日常活动 – 出行时空分布密度

5.2.4　日常活动 – 出行的时空集聚特征

根据上文分析得出工作日 8：00 左右为早高峰、18：00 左右为晚高峰，本研究将一天划分为 0：00—7：59、8：00—17：59、18：00—23：59 这 3 个时间段，进而借助 ArcGIS 10.5 中的标准差椭圆工具分析居民各类活动及出行的时空集聚特征。标准差椭圆约占总数 95% 的要素，能反映各类活动或出行的范围、方向和分布趋势。

图 5 – 8（1）揭示了广州市居民在 3 个时间段内工作或业务活动的范围、中心趋势、离散程度以及方向和分布趋势。8：00—17：59 主要是居民的工作时间，在这一时段内的工作或业务活动范围最大，18：00—23：59 的范围次之。居民的工作或业务活动空间主要集中在工作机会多且配套设施完善的中心城区，大致呈"西北 – 东南"方向分布。类似地，居民的个人事务活动范围也是在 8：00—17：59 这一时段内最大，0：00—7：59 和 18：00—23：59 这两个时段的范围接近，呈"西北 – 东南"分布趋势 ［见图 5 – 8（2）］，这在一定程度上与广州城区"西北 – 东南"方向的空间形态相关，也与本研究选择的调研社区空间分布有关（齐兰兰和周素红，2017）。相比于工作或业务活动以及个人事务活动，居民家庭事务活动的"西北 – 东南"方向更明显 ［见图 5 – 8（3）］。图 5 – 8（4）反映了居民购物活动的范围，主要集中在荔湾区、越秀区、天河区和海珠区。0：00—7：59 这一时段内没有居民从事购物活动，在 18：00—23：59 这一时段的购物活动空间范围略大于 8：00—17：59 这一时段的购物活动空间范围，这是由于 18：00—23：59 是大多数居民下班后到睡觉前的相对自由且可自行支配的时间，因此，进行购物活动的概率较大且涉及的空间范围也较广。此外，购物活动的空间分布呈现"西 – 东"的方向特征。由图 5 – 8（5）可以发现，居民在工作日不同时段内的休闲娱乐活动空间范围存在差异，在 8：00—17：59 这一时段内的休闲娱乐活动具有工作或业务伴生性特点，与其他时段的休闲娱乐活动所受到的时空约束不一致。居民在 0：00—7：59 这一时段内没有社交活动，相比于白天 8：00—17：59 的社交活动空间范围，居民在夜晚 18：00—23：59 的社交活动空间范围缩小 ［见图 5 – 8（6）］。对于出行的起讫点和路线范围来说，在 0：00—7：59 内出行的空间范围最广，这是因为 8：00 左右为出行早高峰，其次是 18：00—23：59，这与 18：00 左右的出行晚高峰有关 ［见图 5 – 8（7）］。总体来看，8：00—17：59 这一时段内的活动 – 出行空间集聚范围最大，相比之下，

0：00—7：59 和 18：00—23：59 这两个时段的活动 - 出行空间集聚呈现收缩态势并且空间集聚范围重叠度很高［见图 5 - 8（8）］。

(1)工作或业务活动

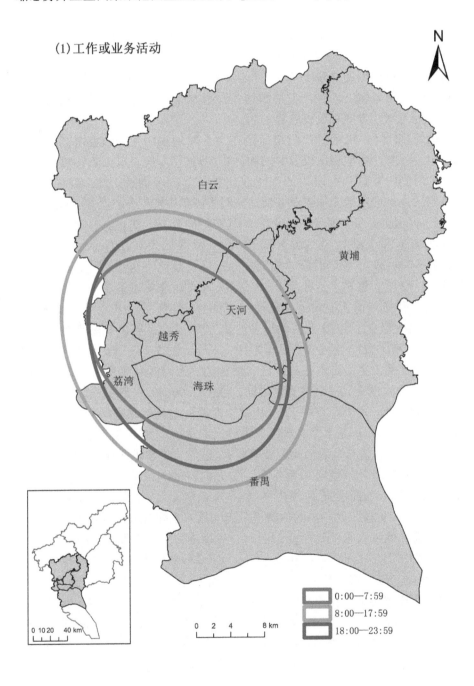

(2) 个人事务活动

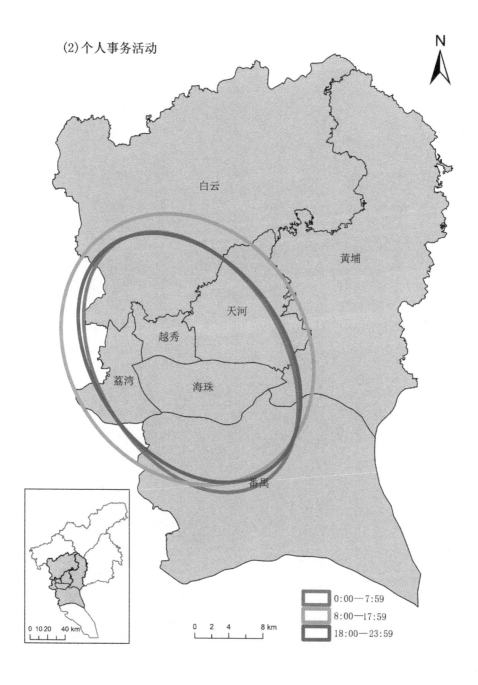

白云

黄埔

天河

越秀

荔湾 海珠

番禺

N

0 10 20 40 km

0 2 4 8 km

0:00—7:59
8:00—17:59
18:00—23:59

(3)家庭事务活动

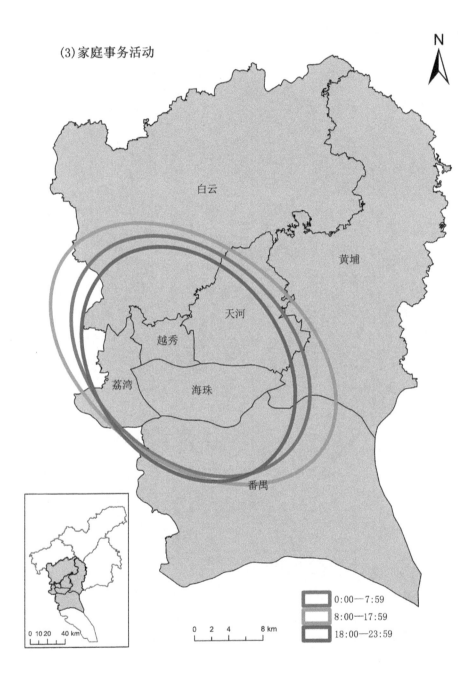

(4)购物活动

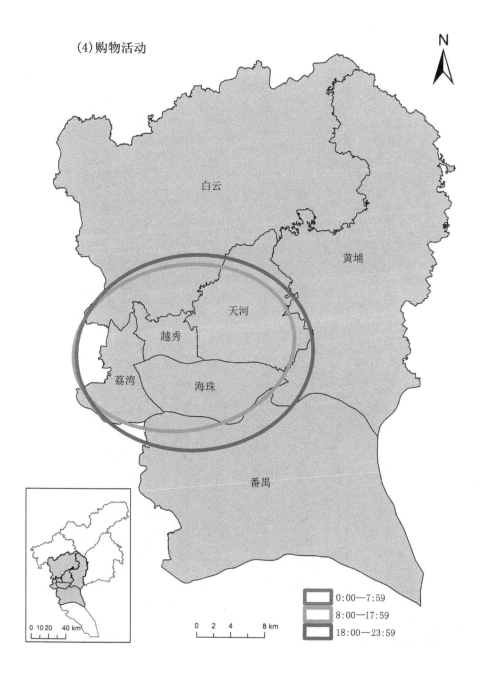

(5) 休闲娱乐活动

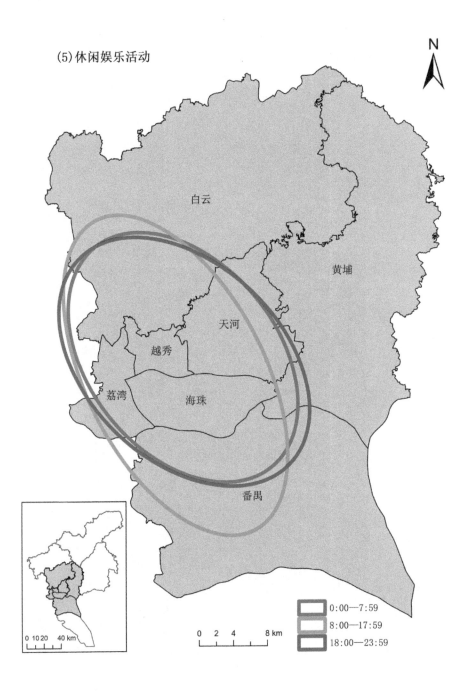

(6)社交活动

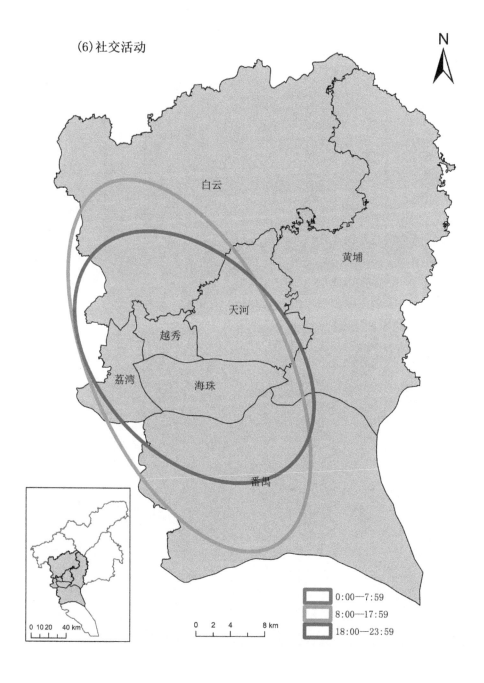

N

	0:00—7:59
	8:00—17:59
	18:00—23:59

0 2 4 8 km

0 10 20 40 km

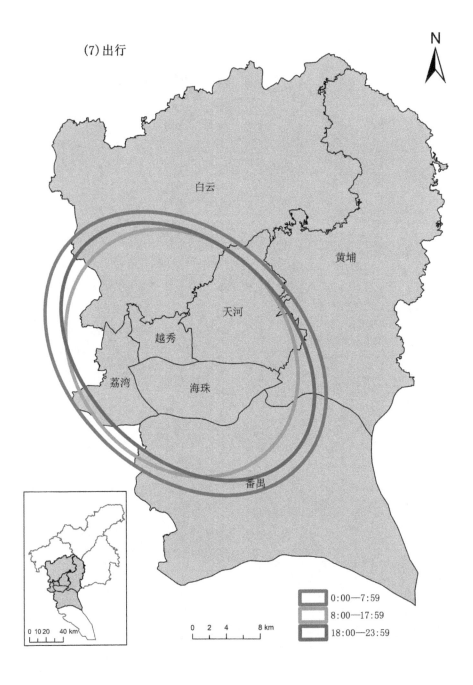

(7) 出行

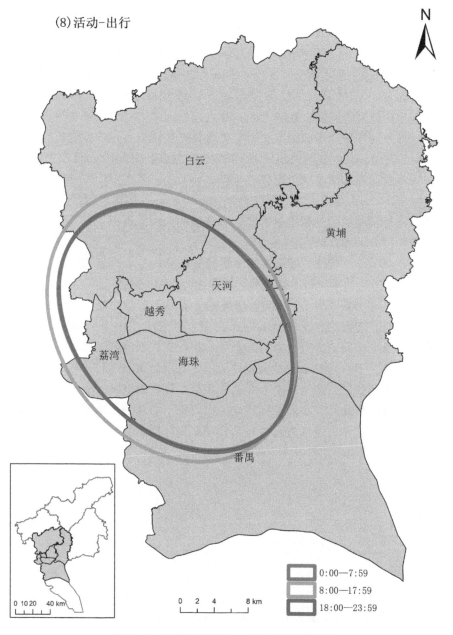

(8) 活动-出行

N

白云

黄埔

天河

越秀

荔湾

海珠

番禺

	0:00—7:59
	8:00—17:59
	18:00—23:59

图 5-8　居民日常活动-出行时空集聚特征

5.2.5　基于日常活动 – 出行的居民心理健康特征

借助 STPath 时空分析插件对不同心理健康水平居民的日常活动 – 出行时空路径进行三维可视化（Yu & Shaw，2004；古杰等，2014）。图 5 – 9（1）显示了心理健康水平较低的居民（心理健康评分低于平均分 15.30）的活动 – 出行时空路径。在早上 6：00 之前，大多数心理健康水平较差的居民在家里或居住地周边，因此，时空轨迹是一些孤立且比较稳定的时空路径束。6：00—18：00 是居民日常活动和出行的活跃时间段。而晚上 18：00 后，居民的远距离活动 – 出行频率下降，活动 – 出行空间范围也有所收缩，大致在 22：00 后回到家或在居住地周边活动。心理健康状况较差的居民的活动 – 出行轨迹主要分布于越秀区、海珠区和天河区这三个中心城区，少部分集聚在白云区和荔湾区。

图 5 – 9（2）反映了心理健康水平较高的居民（心理健康评分高于平均分 15.30）的活动 – 出行时空路径。在早上 6：00 之前，他们主要在居住地周边活动。6：00—18：00 期间，居民的活动 – 出行频率高、距离远、持续时间长。与心理健康状况较差的居民在 18：00 后活动 – 出行范围减小、频率降低的情况不同，具有良好心理健康水平的居民在晚间的活动 – 出行也比较活跃。相对于心理健康水平较差的居民，心理健康状况较好居民的活动 – 出行轨迹范围更广，除了在中心城区集聚外，还有部分活动 – 出行集聚于番禺区和白云区。此外，在长距离活动 – 出行中，心理健康水平良好的居民在白云区、番禺区和黄埔区进行的日常活动或出行增多且持续时间较长。

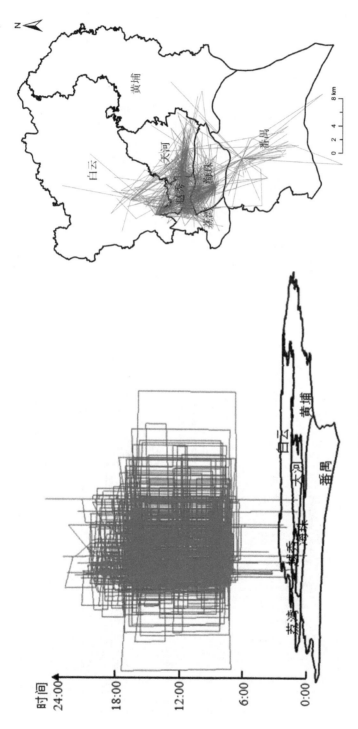

（1）心理健康状况较差的居民

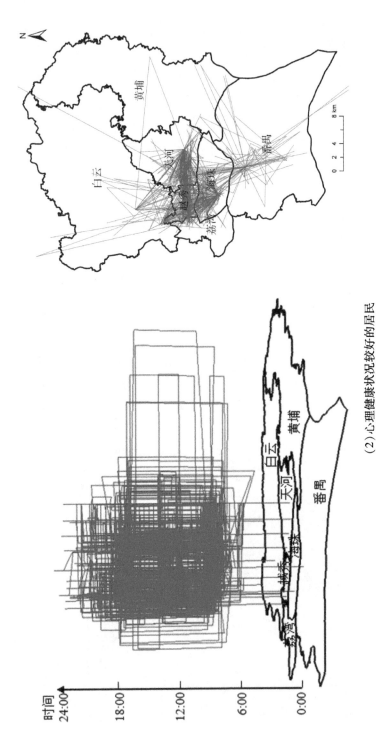

（2）心理健康状况较好的居民

图 5 - 9　居民日常活动 - 出行时空路径与心理健康的关系

5.3 居民时空行为下地理环境暴露水平与差异

本节旨在分析并对比不同活动－出行时空间背景单元内的地理环境暴露水平和差异。首先，构建 6 种活动－出行时空间背景单元。具体地，将居民活动－出行空间划分为 3 种，第一种是居住地缓冲区，即"居住地"周边的 1000 m 半径缓冲区，这也是先前研究中最常涉及的静态背景单元。第二种是活动地缓冲区，即包括居住地、工作地、健身场所、休闲娱乐场所、购物场所、餐饮场所等各个活动地周边的 1000 m 半径缓冲区。第三种是活动－出行缓冲区，即包括各个活动地周边的 1000 m 半径缓冲区和出行路径的 500 m 半径缓冲区。由于没有考虑"时间"维度，上述 3 种以"空间"维度来划分的地理背景单元难以精确地捕捉由于个体在不同活动－出行环境中的暴露时长差异导致的不同程度的地理环境暴露水平（Zhang et al.，2018）。为此，需要同时考虑活动－出行的"空间"和"时间"，进而构建居民日常活动－出行时空间背景单元（即"活动－出行空间＊时间加权"背景单元）。具体地，基于以往文献中的时间加权法（Phillips & Esmen，1999；Evanoff et al.，2014；Zhang et al.，2018，2021），根据个体在每个活动地和出行过程中花费的时长占一天 24 h 的比例为不同活动地缓冲区和出行路径缓冲区中提取并测算的地理环境变量分配时长权重。进而形成 3 种日常活动－出行时空间背景单元，包括"居住地缓冲区＊时间"、"活动地缓冲区＊时间"和"活动－出行缓冲区＊时间"。

基于上述 6 种不同活动－出行时空间背景单元（见图 5－10），分别提取并测算个体地理环境暴露水平。表 5－2 是对各个环境指标的描述统计，再进行配对样本 t 检验，以检验从不同活动－出行时空间背景单元中测算的地理环境变量之间是否存在显著差异。表 5－3 显示了 6 种时空间背景单元中的环境变量值的配对样本 t 检验结果，大多数不同时空间背景单元中的环境变量值之间存在显著差异。这在一定程度上验证了以往多数文献中得到的结论，即在不同活动空间中提取的环境变量测量值之间存在一定差异（Howell et al.，2017；Zhao et al.，2018）。然而，也有个别环境变量在一些地理背景单元中不存在显著差异。例如，对蓝色空间覆盖率而言，"活动－出行缓冲区"和"活动－出行缓冲区＊时间"的测量值之间不存在显著性差异。对健身场所密度来说，"居住地缓冲区"和"活动地缓冲区＊时间"以及"活动地缓冲区"和"活动－出行缓冲区＊时间"的测量值之间不存在明显差异。在不同活动－出行时空间背景单元中测算的环境变量值的差异可能会影响地理环境暴露与健康效应的研究结果，这将在第 6 章中进行探讨。

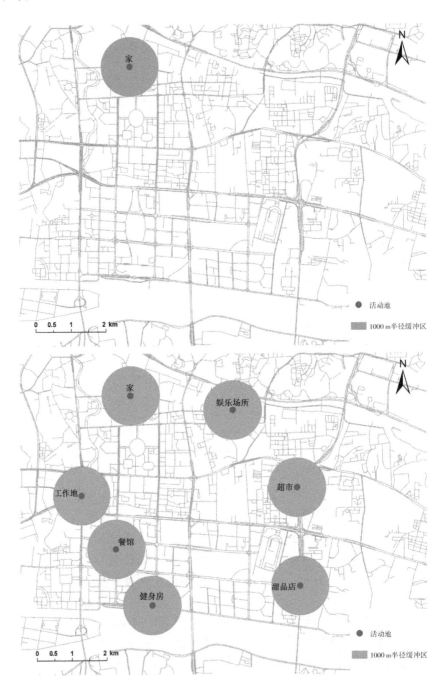

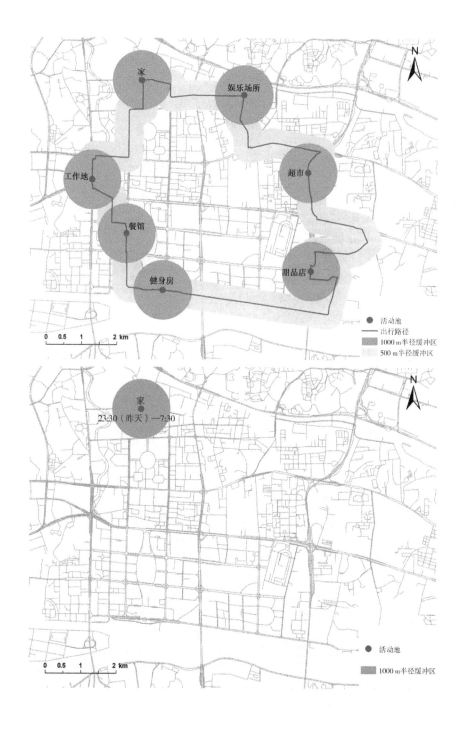

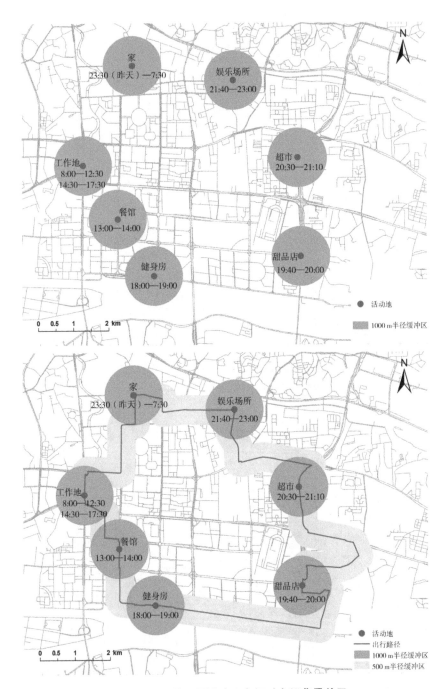

图 5-10　6 种不同活动 - 出行时空间背景单元

表 5-2　不同活动-出行时空间背景单元的地理环境暴露

地理环境变量	不同活动-出行时空间背景单元的环境暴露平均值					
	居住地缓冲区	活动地缓冲区	活动-出行缓冲区	居住地缓冲区 * 时间	活动地缓冲区 * 时间	活动-出行缓冲区 * 时间
PM$_{2.5}$浓度（μg/m³）	33.48	27.98	29.26	16.99	29.84	32.97
绿地率（%）	12.97	29.96	33.77	7.01	11.08	11.42
蓝色空间覆盖率（%）	0.11	1.56	1.25	0.06	1.12	1.21
噪声（分）	2.25	3.07	3.45	1.15	2.78	4.09
生活设施密度（个/km²）	203.24	216.08	214.46	103.95	195.33	218.44
餐饮设施密度（个/km²）	205.54	207.71	201.18	105.20	191.46	212.79
健身场所密度（个/km²）	12.45	13.96	13.71	6.45	12.62	14.16
医疗服务设施密度（个/km²）	47.93	51.41	51.00	24.48	46.15	51.63
公园及广场密度（个/km²）	1.52	2.09	2.20	0.78	1.80	2.10
休闲娱乐设施密度（个/km²）	29.36	32.03	31.18	15.09	29.48	32.86
商业及购物设施密度（个/km²）	82.60	83.57	81.77	41.97	78.05	86.80
公共交通站点密度（个/km²）	8.47	9.05	9.12	4.33	8.22	9.28
环境安全度（分）	3.98	3.89	4.09	2.01	3.52	4.09
社会交往（分）	3.43	2.60	1.97	1.74	2.36	1.97

表5-3 不同活动-出行时空间背景单元内地理环境变量的配对样本 t 检验结果

地理环境变量	活动-出行时空间背景单元	居住地缓冲区	活动地缓冲区	活动-出行缓冲区	居住地缓冲区*时间	活动地缓冲区*时间	活动-出行缓冲区*时间
PM_{2.5}浓度	居住地缓冲区	—	0.000***	0.000***	0.000***	0.000***	0.000***
	活动地缓冲区	0.000***	—	0.000***	0.000***	0.000***	0.000***
	活动-出行缓冲区	0.000***	0.000***	—	0.000***	0.001***	0.000***
	居住地缓冲区*时间	0.000***	0.000***	0.000***	—	0.000***	0.000***
	活动地缓冲区*时间	0.000***	0.000***	0.001***	0.000***	—	0.000***
	活动-出行缓冲区*时间	0.000***	0.000***	0.000***	0.000***	0.000***	—
绿地率	居住地缓冲区	—	0.000***	0.000***	0.000***	0.000***	0.000***
	活动地缓冲区	0.000***	—	0.000***	0.000***	0.000***	0.000***
	活动-出行缓冲区	0.000***	0.000***	—	0.000***	0.000***	0.000***
	居住地缓冲区*时间	0.000***	0.000***	0.000***	—	0.000***	0.000***
	活动地缓冲区*时间	0.000***	0.000***	0.000***	0.000***	—	0.000***
	活动-出行缓冲区*时间	0.000***	0.000***	0.000***	0.000***	0.000***	—

续表 5-3

地理环境变量	活动-出行时空间背景单元	居住地缓冲区	活动地缓冲区	活动-出行缓冲区	居住地缓冲区*时间	活动地缓冲区*时间	活动-出行缓冲区*时间
蓝色空间覆盖率	居住地缓冲区	—	0.000***	0.000***	0.039**	0.000***	0.000***
	活动地缓冲区	0.000***	—	0.000***	0.000***	0.000***	0.000***
	活动-出行缓冲区	0.000***	0.000***	—	0.000***	0.052*	0.452
	居住地缓冲区*时间	0.039**	0.000***	0.000***	—	0.000***	0.000***
	活动地缓冲区*时间	0.000***	0.000***	0.052*	0.000***	—	0.000***
	活动-出行缓冲区*时间	0.000***	0.000***	0.452	0.000***	0.000***	—
噪声	居住地缓冲区	—	0.000***	0.000***	0.000***	0.000***	0.000***
	活动地缓冲区	0.000***	—	0.000***	0.000***	0.000***	0.000***
	活动-出行缓冲区	0.000***	0.000***	—	0.000***	0.000***	0.000***
	居住地缓冲区*时间	0.000***	0.000***	0.000***	—	0.000***	0.000***
	活动地缓冲区*时间	0.000***	0.000***	0.000***	0.000***	—	0.000***
	活动-出行缓冲区*时间	0.000***	0.000***	0.000***	0.000***	0.000***	—

续表 5-3

地理环境变量	活动-出行时空间背景单元	居住地缓冲区	活动地缓冲区	活动-出行缓冲区	居住地缓冲区 * 时间	活动地缓冲区 * 时间	活动-出行缓冲区 * 时间
生活设施密度	居住地缓冲区	—	0.000 ***	0.000 ***	0.000 ***	0.000 ***	0.000 ***
	活动地缓冲区	0.000 ***	—	0.319	0.000 ***	0.000 ***	0.169
	活动-出行缓冲区	0.000 ***	0.319	—	0.000 ***	0.000 ***	0.049 **
	居住地缓冲区 * 时间	0.000 ***	0.000 ***	0.000 ***	—	0.000 ***	0.000 ***
	活动地缓冲区 * 时间	0.000 ***	0.000 ***	0.000 ***	0.000 ***	—	0.000 ***
	活动-出行缓冲区 * 时间	0.000 ***	0.169	0.049 **	0.000 ***	0.000 ***	—
餐饮设施密度	居住地缓冲区	—	0.272	0.049 **	0.000 ***	0.000 ***	0.010 **
	活动地缓冲区	0.272	—	0.000 ***	0.000 ***	0.000 ***	0.047 **
	活动-出行缓冲区	0.049 **	0.000 ***	—	0.000 ***	0.000 ***	0.000 ***
	居住地缓冲区 * 时间	0.000 ***	0.000 ***	0.000 ***	—	0.000 ***	0.000 ***
	活动地缓冲区 * 时间	0.000 ***	0.000 ***	0.000 ***	0.000 ***	—	0.000 ***
	活动-出行缓冲区 * 时间	0.010 **	0.047 **	0.000 ***	0.000 ***	0.000 ***	—

续表 5-3

地理环境变量	活动-出行时空间背景单元	居住地缓冲区	活动地缓冲区	活动-出行缓冲区	居住地缓冲区*时间	活动地缓冲区*时间	活动-出行缓冲区*时间
健身场所密度	居住地缓冲区	—	0.000 ***	0.000 ***	0.000 ***	0.455	0.000 ***
	活动地缓冲区	0.000 ***	—	0.046 **	0.000 ***	0.000 ***	0.332
	活动-出行缓冲区	0.000 ***	0.046 **	—	0.000 ***	0.000 ***	0.038 **
	居住地缓冲区*时间	0.000 ***	0.000 ***	0.000 ***	—	0.000 ***	0.000 ***
	活动地缓冲区*时间	0.455	0.000 ***	0.000 ***	0.000 ***	—	0.000 ***
	活动-出行缓冲区*时间	0.000 ***	0.332	0.038 **	0.000 ***	0.000 ***	—
医疗服务设施密度	居住地缓冲区	—	0.000 ***	0.000 ***	0.000 ***	0.000 ***	0.000 ***
	活动地缓冲区	0.000 ***	—	0.332	0.000 ***	0.000 ***	0.598
	活动-出行缓冲区	0.000 ***	0.332	—	0.000 ***	0.000 ***	0.196
	居住地缓冲区*时间	0.000 ***	0.000 ***	0.000 ***	—	0.000 ***	0.000 ***
	活动地缓冲区*时间	0.000 ***	0.000 ***	0.000 ***	0.000 ***	—	0.000 ***
	活动-出行缓冲区*时间	0.000 ***	0.598	0.196	0.000 ***	0.000 ***	—

续表 5 - 3

地理环境变量	活动 - 出行时空间背景单元	居住地缓冲区	活动地缓冲区	活动 - 出行缓冲区	居住地缓冲区 * 时间	活动地缓冲区 * 时间	活动 - 出行缓冲区 * 时间
公园及广场密度	居住地缓冲区	—	0.000 ***	0.000 ***	0.000 ***	0.000 ***	0.000 ***
	活动地缓冲区	0.000 ***	—	0.000 ***	0.000 ***	0.000 ***	0.867
	活动 - 出行缓冲区	0.000 ***	0.000 ***	—	0.000 ***	0.000 ***	0.146
	居住地缓冲区 * 时间	0.000 ***	0.000 ***	0.000 ***	—	0.000 ***	0.000 ***
	活动地缓冲区 * 时间	0.000 ***	0.000 ***	0.000 ***	0.000 ***	—	0.000 ***
	活动 - 出行缓冲区 * 时间	0.000 ***	0.867	0.146	0.000 ***	0.000 ***	—
休闲娱乐设施密度	居住地缓冲区	—	0.000 ***	0.000 ***	0.000 ***	0.891	0.000 ***
	活动地缓冲区	0.000 ***	—	0.001 ***	0.000 ***	0.003 ***	0.340
	活动 - 出行缓冲区	0.000 ***	0.001 ***	—	0.000 ***	0.050 *	0.056 *
	居住地缓冲区 * 时间	0.000 ***	0.000 ***	0.000 ***	—	0.000 ***	0.000 ***
	活动地缓冲区 * 时间	0.891	0.003 ***	0.050 *	0.000 ***	—	0.000 ***
	活动 - 出行缓冲区 * 时间	0.000 ***	0.340	0.056 *	0.000 ***	0.000 ***	—

续表5-3

地理环境变量	活动-出行时空间背景单元	居住地缓冲区	活动地缓冲区	活动-出行缓冲区	居住地缓冲区*时间	活动地缓冲区*时间	活动-出行缓冲区*时间
商业及购物设施密度	居住地缓冲区	—	0.180	0.336	0.000***	0.031**	0.050*
	活动地缓冲区	0.180	—	0.006***	0.000***	0.007***	0.124
	活动-出行缓冲区	0.336	0.006***	—	0.000***	0.078*	0.019**
	居住地缓冲区*时间	0.000***	0.000***	0.000***	—	0.000***	0.000***
	活动地缓冲区*时间	0.031**	0.007***	0.078*	0.000***	—	0.000***
	活动-出行缓冲区*时间	0.050*	0.124	0.019**	0.000***	0.000***	—
公共交通站点密度	居住地缓冲区	—	0.000***	0.000***	0.000***	0.002***	0.000***
	活动地缓冲区	0.000***	—	0.255	0.000***	0.000***	0.015**
	活动-出行缓冲区	0.000***	0.255	—	0.000***	0.000***	0.142
	居住地缓冲区*时间	0.000***	0.000***	0.000***	—	0.000***	0.000***
	活动地缓冲区*时间	0.002***	0.000***	0.000***	0.000***	—	0.000***
	活动-出行缓冲区*时间	0.000***	0.015**	0.142	0.000***	0.000***	—

续表 5-3

地理环境变量	活动-出行时空间背景单元	居住地缓冲区	活动地缓冲区	活动-出行缓冲区	居住地缓冲区*时间	活动地缓冲区*时间	活动-出行缓冲区*时间
环境安全度	居住地缓冲区	—	0.008***	0.003***	0.000***	0.000***	0.003***
	活动地缓冲区	0.008***	—	0.000***	0.000***	0.000***	0.000***
	活动-出行缓冲区	0.003***	0.000***	—	0.000***	0.000***	0.000***
	居住地缓冲区*时间	0.000***	0.000***	0.000***	—	0.000***	0.000***
	活动地缓冲区*时间	0.000***	0.000***	0.000***	0.000***	—	0.000***
	活动-出行缓冲区*时间	0.003***	0.000***	0.000***	0.000***	0.000***	—
社会交往	居住地缓冲区	—	0.000***	0.000***	0.000***	0.000***	0.000***
	活动地缓冲区	0.000***	—	0.000***	0.000***	0.000***	0.000***
	活动-出行缓冲区	0.000***	0.000***	—	0.000***	0.000***	0.000***
	居住地缓冲区*时间	0.000***	0.000***	0.000***	—	0.000***	0.000***
	活动地缓冲区*时间	0.000***	0.000***	0.000***	0.000***	—	0.000***
	活动-出行缓冲区*时间	0.000***	0.000***	0.000***	0.000***	0.000***	—

注：数字右上角标 *、**、*** 分别表示在 10%、5%、1% 水平上显著。

5.4 本章小结

本章识别和描述了居民在一个工作日 24 h 内的活动 – 出行时空轨迹，分析居民日常活动 – 出行的频率、时长及距离特征，深入剖析居民日常活动 – 出行和心理健康的时空特征。基于此，进一步刻画个体时空行为下的地理背景单元。基于 6 种不同活动 – 出行时空间背景单元测算个体环境暴露水平，再进行配对样本 t 检验。具体发现如下。

（1）人均活动 – 出行频率约为 14. 31 次/天，居民从事个人事务、家庭事务和出行的频率较高。工作日内居民生活型（家庭事务）和生存型（工作或业务、个人事务）活动占据大部分时间。居民各类活动/出行的时间集聚特征、空间集聚特征、时空分布密度以及时空集聚特征存在差异。通过分析居民日常活动 – 出行的时空特征也再次表明由于刚性的工作或业务、个人事务等活动以及非刚性的购物、休闲娱乐等活动导致他们的活动 – 出行空间并不局限于居住地。居民在居住地之外的活动 – 出行空间内停留时长约占一天 24 h 的一半以上。这一研究结果再次表明以往文献基于"静态背景单元（尤其是居住地及其周边缓冲区）"评估地理环境暴露的健康效应结果可能存在偏差，一是由于居民不仅花费部分时间在居住地，也花费时间在其他活动 – 出行空间，若仅考虑居住地，则会过于强调居住地发挥的地理背景效应，从而导致研究结果有所偏差；二是由于忽视个体时空行为下的活动 – 出行地理背景单元，致使难以准确测算个体环境暴露水平，从而低估或者忽略不同活动 – 出行背景单元可能发挥的环境健康效应。

（2）居民日常活动 – 出行的时空间特征与自身心理健康水平存在联系。不同心理健康水平居民的活动 – 出行时空特征有差异，相比于心理健康水平较低的居民，心理健康水平较高居民的活动 – 出行轨迹范围较广、远距离出行较多且持续时间较长。

（3）6 种不同活动 – 出行时空间背景单元内的个体环境暴露水平不同。配对样本 t 检验的结果显示，大多数不同时空间背景单元中的环境变量测量值之间存在显著差异。

根据本章的研究结果可以得出，由于每个居民的日常活动 – 出行的时间与空间特征以及模式等各不相同，其活动 – 出行所在时空间背景单元的地理环境暴露水平也存在差异。因此，有必要从个体时空行为视角出发，探讨居民实际活动 – 出行时空间背景单元内的多维度地理环境暴露水平对健康状况的影响机制，这将在后文进行深入研究。

第6章 时空行为视角下居民地理环境暴露的心理健康效应

居民心理健康水平及其环境影响要素分析已成为健康地理学、环境心理学、城市规划等多个领域的研究热点。当前，居民心理健康状况堪忧，深入探讨影响心理健康状况和导致严重心理问题的环境因素十分必要和紧迫。现有研究主要基于静态背景单元（特别是居住地及其周边）分析地理环境与健康之间的关系。然而，本研究第5章通过分析居民时空行为特征表明个体日常活动－出行空间并不局限于静态背景单元，以往文献基于静态背景单元评估地理环境暴露的健康效应可能有失偏颇。同时，也发现不同心理健康水平居民的活动－出行时空集聚性不同。此外，基于个体不同活动－出行时空间背景单元测算的地理环境暴露水平也存在明显差异。基于此，本章从个体时空行为视角出发，深入揭示不同活动－出行时空间背景单元内的多维度地理环境暴露水平及其对心理健康的影响机制。

6.1 影响心理健康的地理环境暴露指标体系构建

现有研究中与心理健康有关的地理环境要素包括三类，即自然环境要素、建成环境要素和社会人文环境要素。基于指标数据的可获得性，选取以往文献中与心理健康密切相关的地理环境要素，并根据本研究的实际需要进行适当调整，从而构建地理环境暴露指标体系（见表6-1）。

表 6－1 指标体系及变量含义

变量			含义
因变量	心理健康		—
自变量	地理环境暴露	自然环境	
		PM$_{2.5}$浓度	活动地/出行路径的 PM$_{2.5}$浓度
		绿地率	活动地 1 km/出行路径 0.5 km 半径缓冲区内的绿地比例
		蓝色空间覆盖率	活动地 1 km/出行路径 0.5 km 半径缓冲区内的蓝色空间比例
		噪声	活动地/出行路径的噪声污染水平（1 = 基本没有；2 = 不太严重；3 = 一般；4 = 比较严重；5 = 非常严重）
		建成环境	
		健身场所密度	活动地 1 km/出行路径 0.5 km 半径缓冲区内的健身场所数量占比
		医疗服务设施密度	活动地 1 km/出行路径 0.5 km 半径缓冲区内的医疗服务设施数量占比
		公园及广场密度	活动地 1 km/出行路径 0.5 km 半径缓冲区内的公园及广场数量占比
		休闲娱乐设施密度	活动地 1 km/出行路径 0.5 km 半径缓冲区内的休闲娱乐设施数量占比
		商业及购物设施密度	活动地 1 km/出行路径 0.5 km 半径缓冲区内的商业及购物设施数量占比
		公共交通站点密度	活动地 1 km/出行路径 0.5 km 半径缓冲区内的公共交通站点数量占比
		社会人文环境	
		环境安全度	活动地/出行路径环境暴露的安全感知（1 = 非常不安全；2 = 不太安全；3 = 一般；4 = 比较安全；5 = 非常安全）
		社会交往	活动/出行中社会交往关系（1 = 关系非常疏远；2 = 关系较疏远；3 = 关系一般；4 = 关系较亲密；5 = 关系非常亲密）

续表 6-1

变量			含义
控制变量	人口和社会经济属性	性别	性别（男、女）比例
		年龄	年龄阶段（青年、中年）比例
		婚姻状况	处于已婚/单身状况比例
		文化程度	受教育水平［小学及以下、初中、高中（中专）、大学本科（大专）、研究生及以上］比例
		个人平均月收入	个人平均月收入水平（2999元及以下、3000～4999元、5000～8999元、9000～12000元、12000元以上）比例
		BMI	身体质量指数（>25为超重或肥胖）

6.1.1 自然环境指标

自然环境指标包括 $PM_{2.5}$ 浓度、绿地率、蓝色空间覆盖率和噪声。本研究利用广州市环境监测站的 $PM_{2.5}$ 浓度数据，通过 Kriging 插值法对工作日 $PM_{2.5}$ 日均浓度进行空间模拟，获取广州市 $PM_{2.5}$ 浓度的空间分布，进而提取每个居民暴露于各个活动空间和出行过程中的 $PM_{2.5}$ 浓度平均值。基于 Google Earth Engine 平台提取 Landsat 8 遥感影像（空间分辨率30 m）中研究范围内的植被和水体信息，进一步计算绿地率和蓝色空间覆盖率这两个指标。噪声水平来源于2017年广州市居民活动日志与社区融合调查中居民对其活动空间和出行路径中噪声状况的主观感知与评价，1～5分评分代表从"基本没有"到"非常严重"。

6.1.2 建成环境指标

本研究在借鉴先前文献中建成环境指标的基础上，结合居民日常活动-出行特征，选取与心理健康水平相关的多个建成环境指标。由于居民的体力活动、健身和就医行为、休闲娱乐活动等均与个体的心理健康有关，因此，选取健身场所（体育场馆、健身设施等）密度、医疗服务设施密度、公园及广场密度、休闲娱乐设施密度等指标。以往研究结果显示，健身、医疗等服务设施的数量及可达性会通过影响居民的生活满意度进而作用于他们的心理健康。前往公园及广场有助于缓解人们的精神压力、促进体力活动和人际交往，从而改善心理健康状况（Sugiyama et al.，2018）。居民对休闲娱乐设施的使用也可能改善心理健康状况。此外，考虑到居民对购物、出行等服务设施的需求，选取商业及购物设施密度、反映交通出行便利性和可达性的公共交通（地铁、公交车）站点密度等指标。本研究借助 GIS 相关技术主要从广州市 POI 数据、基础地理数据中提取并测算居民活动 – 出行空间内的建成环境指标。

6.1.3　社会人文环境指标

相对于自然环境和建成环境而言，社会人文环境是一种"软环境"，但其对居民心理健康水平的影响亦不容小觑。本研究选取的社会文化环境指标主要包括居民感知的环境安全度和社会交往。其中，环境安全度根据居民对其活动或出行空间环境暴露的安全状况评分来衡量，1～5 分代表从"非常不安全"到"非常安全"，评分越高则表明居民感知的环境安全度越高。社会交往是以居民在进行日常活动和出行行为中的社会交往关系来衡量的，1～5 分代表从"关系非常疏远"到"关系非常亲密"。居民可以通过与外界和他人的社会交往获得情感或物质的支持，从而提高心理健康水平。

本章研究仅将人口和社会经济属性（性别、年龄、婚姻状况、文化程度、个人平均月收入、*BMI*）作为控制变量而加入模型。这些指标来源于 2017 年广州市居民活动日志与社区融合调查，其中 *BMI* 为个体的身体质量指数（体质指数或体重指数），是国际上常用的衡量人体胖瘦程度以及身体是否健康的标准之一，也可能影响心理健康状况（Flegal et al.，2010；Ulmer et al.，2016；Zhang et al.，2021）。通过参与者汇报的身高和体重计算得出［*BMI* = 体重（kg）/身高² （m）］。WHO 报告显示居民的 *BMI* > 25 则认为其超重或肥胖①，是身体不健康的表现之一。

---

①　https：//www. who. int/topics/obesity/en/.

6.2 不同活动－出行时空间地理环境暴露的心理健康效应

6.2.1 不同活动－出行时空间背景单元的地理环境暴露特征

5.3 节已提取并测算多个地理环境指标，从中选取本章研究需要的环境变量（自然环境、建成环境、社会人文环境）进行描述性统计（见表 6 - 2）。在自然环境指标中，居住地缓冲区内的 $PM_{2.5}$ 污染最严重。在综合考虑"时间"和"空间"维度后，人们暴露于活动－出行时空间背景单元（即"活动－出行缓冲区＊时间"）受到的 $PM_{2.5}$ 污染较严重。在活动－出行的不同时空间单元中都存在一定程度的噪声污染。6 种不同活动－出行时空间背景单元的建成环境水平存在较大差异。此外，居民在活动－出行过程中的环境安全感知普遍较高。在居住地缓冲区的居民之间的社会交往关系更密切，然而在其他活动地和出行过程中的社会交往程度较低。本研究中有 16.95% 的居民处于超重或肥胖状态。

表 6 - 2 变量的描述性统计

变量	平均值/占比					
	居住地缓冲区	活动地缓冲区	活动－出行缓冲区	居住地缓冲区＊时间	活动地缓冲区＊时间	活动－出行缓冲区＊时间
心理健康（分）	15.30					
地理环境暴露						
$PM_{2.5}$ 浓度（μg/m³）	33.48	27.98	29.26	16.99	29.84	32.97
绿地率（%）	12.97	29.96	33.77	7.01	11.08	11.42
蓝色空间覆盖率（%）	0.11	1.56	1.25	0.06	1.12	1.21
噪声（分）	2.25	3.07	3.45	1.15	2.78	4.09
健身场所密度（个/km²）	12.45	13.96	13.71	6.45	12.62	14.16

续表 6-2

变量	平均值/占比					
	居住地缓冲区	活动地缓冲区	活动－出行缓冲区	居住地缓冲区 * 时间	活动地缓冲区 * 时间	活动－出行缓冲区 * 时间
医疗服务设施密度（个/km²）	47.93	51.41	51.00	24.48	46.15	51.63
公园及广场密度（个/km²）	1.52	2.09	2.20	0.78	1.80	2.10
休闲娱乐设施密度（个/km²）	29.36	32.03	31.18	15.09	29.48	32.86
商业及购物设施密度（个/km²）	82.60	83.57	81.77	41.97	78.05	86.80
公共交通站点密度（个/km²）	8.47	9.05	9.12	4.33	8.22	9.28
环境安全度（分）	3.98	3.89	4.09	2.01	3.52	4.09
社会交往（分）	3.43	2.60	1.97	1.74	2.36	1.97
人口和社会经济属性						
性别	男性	49.95%				
	女性	50.05%				
年龄	青年（19～44岁）	75.37%				
	中年（45～59岁）	24.63%				
婚姻状况	已婚	80.06%				
	单身	19.94%				
文化程度	小学及以下	0.10%				
	初中	6.28%				
	高中（中专）	27.52%				
	大学本科（大专）	65.20%				
	研究生及以上	0.90%				

续表6-2

变量	平均值/占比					
	居住地缓冲区	活动地缓冲区	活动-出行缓冲区	居住地缓冲区*时间	活动地缓冲区*时间	活动-出行缓冲区*时间
人口和社会经济属性						
个人平均月收入	2999元及以下			1.20%		
	3000～4999元			32.10%		
	5000～8999元			48.55%		
	9000～12000元			7.48%		
	12000元以上			10.67%		
BMI	>25			16.95%		
	≤25			83.05%		

6.2.2 分析框架和研究方法

基于6种不同活动-出行时空间背景单元（居住地缓冲区、活动地缓冲区、活动-出行缓冲区、居住地缓冲区*时间、活动地缓冲区*时间、活动-出行缓冲区*时间）并结合具体研究问题，提出分析框架（见图6-1）。主要探讨三个方面的内容：①分析6种不同活动-出行时空间背景下地理环境暴露对心理健康水平的影响程度。②比较不同活动-出行时空间背景下各维度地理环境（自然环境、建成环境、社会人文环境）暴露对居民心理健康影响的异同。③探讨各个环境指标对心理健康水平的具体效应和作用机制。

本研究的因变量为心理健康，是一个连续变量，因而构建6个多元线性回归模型探讨并对比分析在不同活动-出行时空间背景下地理环境暴露对心理健康的影响机制，同时控制人口和社会经济属性。在构建多元线性回归模型之前，进行变量的多重共线性检验，结果表明不存在显著的多重共线性关系（$VIF < 10$）。表6-3显示不同活动-出行时空间背景下地理环境暴露对居民心理健康的影响分析结果，6个模型的总体显著性均为0.000。调整后R^2反映了自变量对因变量（心理健康）的解释能力。

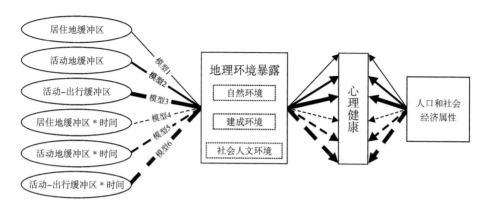

图 6-1　分析框架

表 6-3　不同活动-出行时空间背景下地理环境暴露对居民心理健康的影响

变量	β					
	模型 1：居住地缓冲区	模型 2：活动地缓冲区	模型 3：活动-出行缓冲区	模型 4：居住地缓冲区*时间	模型 5：活动地缓冲区*时间	模型 6：活动-出行缓冲区*时间
地理环境暴露						
PM$_{2.5}$浓度	-0.063	-0.016	-0.023	-0.539***	0.011	0.001
绿地率	0.149***	0.192***	0.142***	0.130***	0.246***	0.239***
蓝色空间覆盖率	-0.027	-0.058	-0.050	-0.022	-0.050	-0.082***
噪声	-0.175***	-0.091***	-0.134***	-0.169***	-0.112***	-0.132***
健身场所密度	-0.296***	-0.158***	0.009	-0.018	-0.046	-0.022
医疗服务设施密度	0.144	-0.076	-0.130	0.231*	0.121**	0.022
公园及广场密度	0.124***	0.102***	0.102**	-0.018	-0.053	0.037
休闲娱乐设施密度	0.255***	0.221***	0.145	0.207**	-0.138	-0.096
商业及购物设施密度	-0.008	0.083	0.063	-0.006	0.252**	0.162
公共交通站点密度	-0.168***	-0.144***	-0.153***	-0.163***	-0.173***	-0.168***
环境安全度	0.137***	0.074**	0.099***	0.186***	0.060**	0.104***
社会交往	0.226***	0.073**	0.089***	0.347***	0.097***	0.070**

续表6-3

变量		β					
		模型 1：居住地缓冲区	模型 2：活动地缓冲区	模型 3：活动-出行缓冲区	模型 4：居住地缓冲区 *时间	模型 5：活动地缓冲区 *时间	模型 6：活动-出行缓冲区 *时间
人口和社会经济属性							
性别（参照组：男性）		-0.015	-0.010	-0.012	-0.009	-0.006	-0.013
年龄（参照组：青年）		-0.041	-0.009	-0.016	-0.037	-0.014	-0.019
婚姻状况（参照组：已婚）		0.095***	0.041	0.048	0.087***	0.035	0.048
文化程度（参照组：小学及以下）	初中	-0.357*	-0.254	-0.343	-0.362*	-0.314	-0.298
	高中（中专）	-0.772**	-0.569	-0.756*	-0.769**	-0.715*	-0.703*
	大学本科（大专）	-0.769*	-0.543	-0.741*	-0.760*	-0.688	-0.681
	研究生及以上	-0.062	-0.051	-0.086	-0.056	-0.085	-0.094
个人平均月收入（参照组：2999 元及以下）	3000~4999 元	0.028	-0.019	-0.028	0.044	0.028	0.020
	5000~8999 元	-0.020	-0.086	-0.088	-0.007	-0.023	-0.030
	9000~12000 元	-0.036	-0.081	-0.093	-0.030	-0.049	-0.062
	12000 元以上	-0.001	-0.069	-0.090	-0.002	-0.025	-0.056
BMI（参照组：>25）		0.150***	0.153***	0.158***	0.151**	0.145***	0.149***
R^2		0.348	0.180	0.168	0.336	0.186	0.181
调整后 R^2		0.332	0.160	0.148	0.320	0.166	0.161

注：数字右上角标 * 、** 、***分别表示在10%、5%、1%水平上显著，以β表示模型回归系数。

6.2.3 结果分析

6.2.3.1 不同活动 – 出行时空间背景下地理环境暴露对心理健康的影响程度

研究结果表明，6 种活动 – 出行时空间背景单元内的地理环境暴露均会影响居民的心理健康水平，但影响程度存在差异。这也证实了先前的研究发现，即基于几种不同活动空间进行对比分析，得到的居民环境暴露测量值和环境健康效应的结论不同（Zhao et al.，2018；Kwan et al.，2019）。具体地，当仅考虑"空间"维度的背景单元时，居住地缓冲区（模型 1）的地理环境暴露对居民心理健康水平的解释程度最高（33.2%），而活动地缓冲区（模型 2）和活动 – 出行缓冲区（模型 3）地理环境暴露对居民心理健康水平的解释程度较低，分别为 16.0% 和 14.8%。表明在居住地及其周边区域的地理环境对人们心理健康的影响更显著，这在一定程度上与工作日内人们的活动模式有关。本研究第 5 章的研究结果显示工作日内居民从事家庭事务、部分个人事务等活动的空间范围主要集聚在居住地及其周边区域，此外，离家较远的工作或业务等刚性活动结束后，部分居民也更倾向在居住地附近进行休闲娱乐活动和社交活动，因此，部分活动/出行的空间范围开始向居住地及其周边区域收缩。这一发现与以往文献的研究结果相似（Zhao et al.，2018），尽管基于"居住地"这一静态背景单元不能全面反映居民日常活动 – 出行的实际地理背景和真实环境暴露水平，从而导致偏高或过低估计环境健康效应，但当对活动 – 出行空间的环境暴露数据获取受限时，基于居住地缓冲区开展环境与健康研究也会有一些新发现，此时，居住地及其周边区域的良好环境质量、合理的设施规划与空间布局等对提高居民的心理健康水平十分重要。

然而，当考虑"时间"维度后，居住地缓冲区 * 时间（模型 4）这一背景单元内地理环境暴露对心理健康水平的解释程度是 32.0%，相较于基于居住地缓冲区（模型 1）略微下降。这是由于仅考虑居住地缓冲区则假定其是居民活动的唯一空间且全天暴露于这一空间内，事实上，人们在居住地的实际停留时长约占一天的 50% 或更少时间，因此，在加入对"持续时长"的考量后，得出不一致的分析结果。活动地缓冲区 * 时间（模型 5）和活动 – 出行缓冲区 * 时间（模型 6）这两个背景单元内地理环境暴露对心理健康水平的解释能力相较于引入"时间"维度前均有提高，分别为 16.6% 和 16.1%。其中，活动 – 出行缓冲区 * 时间（模型 6）这一反映个体日常活动

－出行全过程的时空间背景单元相比于活动－出行缓冲区（模型3）这一空间背景单元，前者的解释力度显著提升。这表明，同时考虑"时间"和"空间"维度对于构建地理背景单元的重要性，以及基于居民日常活动－出行全过程的时空间背景单元开展研究的必要性，有助于全面且准确地衡量地理环境暴露对心理健康水平的影响，避免基于其他背景单元过高或过低估计环境健康效应。

6.2.3.2 不同活动－出行时空背景下各维度环境暴露对心理健康影响的异同

这6种活动－出行时空背景下各维度环境暴露对心理健康水平的影响存在显著差异。对于自然环境维度，居住地缓冲区＊时间（模型4）和活动－出行缓冲区＊时间（模型6）这两个背景单元中与居民心理健康显著相关的自然环境指标较多。模型4包括$PM_{2.5}$浓度、绿地率和噪声这3个指标，模型6也包含3个指标，分别为绿地率、蓝色空间覆盖率和噪声。其余四个背景单元内与心理健康显著相关的指标均为绿地率和噪声。对建成环境维度而言，居住地缓冲区（模型1）和活动地缓冲区（模型2）中与居民心理健康呈显著相关的指标最多，包括健身场所密度、公园及广场密度、休闲娱乐设施密度和公共交通站点密度这4个指标，反映了在活动空间背景单元中，建成环境对心理健康的影响程度较高。然而，在引入"时间"维度后，与心理健康显著相关的建成环境指标数量有所减少，其中，活动－出行缓冲区＊时间（模型6）这一背景单元中显著影响心理健康的建成环境要素仅有公共交通站点密度。此外，社会人文环境要素（环境安全度和社会交往）在6种不同活动－出行时空背景单元内均与居民心理健康水平显著相关。

6.2.3.3 不同活动－出行时空背景下各环境指标对心理健康的具体效应和作用机制

不同活动－出行时空背景单元内各个环境指标对心理健康水平的具体效应和作用机制存在一定差异。对于自然环境指标，$PM_{2.5}$浓度仅在居住地缓冲区＊时间（模型4）这一背景单元中对心理健康产生负面影响，随着$PM_{2.5}$浓度的升高，心理健康水平显著降低。然而，每降低1个单位的$PM_{2.5}$浓度，则相应地提升0.539个单位的心理健康水平。绿地率在不同背景单元内均与居民心理健康呈现显著的正相关关系，这与暴露于绿地能直接或间接促进心理健康水平的研究结果相似。居民在日常活动－出行中直接暴露于绿色空间有助于增强个人的注意力并缓解压力、焦虑和抑郁等不良心理状态，提升自我恢复力和重塑能力，进而促进心理健康水平（Kaplan，1995；Wells & Evans，2003；Van den Berg et al.，2010；Bowler et al.，2010；Bratman et al.，2012）。同时，充足的绿地可以为体力活动和社会活动等提供相应的场所与空间环境，从而通过促进这些活动间接改善居民的心理健康状况（Zhang et al.，2018）。相关研究大多基于空间背景单元开展，也有个别研究基于时空间背景单元进行绿地率和心理健康的相关分析。蓝色空间覆盖率仅在模型 6 中与心理健康显著负相关，蓝色空间覆盖率每上升 1 个单位，则导致心理健康水平降低 0.082 个单位。先前有文献关注居民暴露于蓝色空间对其心理健康的影响，但没有得出一致的结论（Gascon et al.，2018；Garrett et al.，2019；Helbich et al.，2019），这可能与地理背景单元、指标选取与测度，以及具体研究内容有关。本研究认为在居民日常活动 - 出行全过程的时空间背景单元内，暴露于蓝色空间会对居民的心理健康产生负面效应，这与大量的蓝色空间（水体）可能会引发人们的不安全感有关。同时，城市内水体容易受到较严重的污染和破坏，在缺乏科学管控和有效治理的情况下很容易成为污染源，从而增加了个体环境污染暴露程度，也加大了健康风险。因此，需要关注水体品质并实施有效的防污治理。此外，在 6 种不同背景单元中，噪声与居民心理健康呈现显著的负相关关系，严重的噪声导致居民心理健康水平下降。因此，在居民日常活动 - 出行过程中应尽量降低环境噪声，从而减少对心理健康的不良影响。

对于建成环境指标，从居民健身活动机会来看，健身场所密度在居住地缓冲区（模型 1）、活动地缓冲区（模型 2）这两个背景单元内均与心理健康呈负相关关系，即较高的健身场所密度会导致心理健康水平下降。这可能是由于健身场所多为健身馆等封闭场所，相比于公园及广场等既可以作为健身场所又能作为休闲娱乐场所的空间而言，其用途较为单一且内部环境可能较差（如空气污染、噪声等），这会严重影响居民的心理健康与实际体验。在治病就医机会层面，医疗服务设施密度在居住地缓冲区 * 时间（模型 4）和活动地缓冲区 * 时间（模型 5）这两个背景单元中对心理健康水平有显著的积极效应。一个可能的解释是在日常活动地缓冲区设置更多的医疗服务设施，有助于促进居民方便快捷地就医，也有益于提升心理健康水平。针对居民社交活动、健身及娱乐活动的机会而言，公园及广场密度与心理健康状况在居住地缓冲区（模型 1）、活动地缓冲区（模型 2）以及活动 - 出行缓冲区（模型 3）这三个仅考虑"空间"维度的背景单元内均呈现正相关关系，即在居民日常活动 - 出行空间内增加公园及广场密度能显著提升他们的心理健康水平。公园及广场为居民的体力活动、休闲活动等提供便利的场所，也为居民之间开展社交活动提供机会，进而缓解生活和工作压力，提升心理健康水平（Francis et al.，2012；de Vries et al.，2013；Sugiyama et al.，

2018）。休闲娱乐设施密度在居住地缓冲区（模型1）、活动地缓冲区（模型2）和居住地缓冲区 * 时间（模型4）这三个背景单元内与居民心理健康呈正相关关系。随着休闲娱乐设施密度的增加，居民的日常休闲娱乐活动和社交活动更加丰富，能缓解工作和生活中的压力、焦虑状态并提升心理健康水平。从购物机会层面来看，商业及购物设施密度仅在活动地缓冲区 * 时间（模型5）这一背景单元内对个体心理健康具有积极效应，每提升1个单位的商业及购物设施密度，将促进心理健康水平上升0.252个单位。在居民出行机会方面，公共交通站点密度在6种不同活动 - 出行时空间背景单元内均与心理健康呈负相关，即增加公共交通站点密度会导致心理健康水平下降。尽管这一结果与以往国外研究发现不一致，但一些国内学者得出了与本研究类似的结论，即交通设施的高密度和高可达性也可能增加居民的健康风险。例如，Zhang et al.（2021）的研究表明，在中国大城市（如广州）已经密集的城市环境中进一步增加公共交通站点密度会导致心理健康水平下降。一方面，虽然方便快捷的交通出行让人们有愉快的体验，但是城市的高密度交通环境更会让人们感到拥挤并增加空气污染和噪声污染暴露风险，从而增加对心理健康的负面效应（Rose et al.，2009；Cho et al.，2014）。另一方面，城市高密度发展导致各类活动空间和绿地减少，降低了户外体力活动频率，也会对居民心理健康产生不利影响（Sun et al.，2017）。此外，提高我国社区周边的公共交通站点的可达性会增加居民超重的可能性，这是由于较高的设施可达性在减少个体机动化出行的同时，也会减少出行和活动距离而降低体力消耗，导致对健康的消极影响（孙斌栋等，2016）。

在社会人文环境层面，环境安全度在6种时空间背景单元内均对居民心理健康产生积极影响，突出了环境安全度在居民日常活动 - 出行过程中的重要性。当居民感知的环境安全度较高时，会显著提升其心理健康水平。以往研究关注广州市居民的居住地（社区/邻里）及其周边环境安全度对个体生活满意度、心理健康的影响（刘义等，2018；邱婴芝等，2019），但是缺少基于不同活动 - 出行时空间背景单元对二者之间关系的探讨。本研究则针对这一局限性进行补充，表明在各个活动 - 出行时空间背景下营造安全的环境是促进居民心理健康水平的有效措施之一。此外，在6种活动 - 出行时空间背景单元中，社会交往这一指标与个体心理健康状况均具有显著的正相关关系，即社会交往关系不断密切、社会网络逐渐丰富以及可获取的社会支持不断增加，都有助于提升居民的心理健康水平。总体来说，促进良好的社会人文环境建设，提升环境安全度以及加强社会交往，能有效地改善居民的心理健康状况。

基于不同活动 – 出行时空间背景单元内地理环境暴露对心理健康的作用机制，将影响心理健康水平的具体环境指标归纳为 3 类：①仅基于"空间"背景单元测算的部分环境指标，其对心理健康有显著影响。增加健身场所密度对心理健康水平有消极影响，而增加公园及广场密度对心理健康则有积极效应。②基于"空间 ＊ 时间"背景单元测算的部分环境指标与心理健康显著相关，其中 $PM_{2.5}$ 浓度、蓝色空间覆盖率分别与心理健康呈负相关关系，而医疗服务设施密度、商业及购物设施密度分别与心理健康存在正相关关系。③在各个地理背景单元内测算的环境指标皆对心理健康产生影响，充足的绿地率、适当的休闲娱乐设施密度、良好的环境安全度和社会交往分别对心理健康有积极影响，但噪声环境、较高的公共交通站点密度则对心理健康产生危害。

6.3　本章小结

本章从居民的日常活动 – 出行时空间视角出发，在基于居住地缓冲区、活动地缓冲区、活动 – 出行缓冲区、居住地缓冲区 ＊ 时间、活动地缓冲区 ＊ 时间、活动 – 出行缓冲区 ＊ 时间这 6 种不同活动 – 出行时空间背景单元测算个体实际地理环境暴露水平的基础上，运用多元线性回归模型对比并分析不同活动 – 出行时空间背景下地理环境暴露对居民心理健康水平的影响程度和作用机制。具体研究结论如下。

（1）基于不同活动 – 出行时空间背景单元测算的个体地理环境暴露水平存在较大差异，将"空间"维度背景单元内测算的环境变量值进行"时间加权"后，其数值普遍减小，仅有少量环境要素的测量值增加。因此，不同活动 – 出行时空间背景单元的地理环境暴露水平差异可能导致其对心理健康的影响差异。

（2）不同活动 – 出行时空间背景单元中的地理环境暴露均会对心理健康产生影响，但是影响程度不同。当仅考虑"空间"维度背景单元时，居住地缓冲区的地理环境暴露对心理健康水平的解释程度最高，而考虑"时空间"维度背景单元时，"居住地缓冲区 ＊ 时间"这一背景单元内地理环境暴露的解释力度比"居住地缓冲区"略微下降。然而，"活动 – 出行缓冲区 ＊ 时间"这一背景单元的地理环境暴露水平对心理健康的解释程度相较于"活动 – 出行缓冲区"得到最显著提升。这表明"时间"维度能在一定程度上减弱居住地缓冲区内地理环境暴露对心理健康的影响程度，避免因基于居住地缓冲区这一静态背景单元而高估了实际的环境健康效应。强调了在考虑日常活动－出行"空间"背景单元时，同时关注"时间"的重要性和必要性。因此，基于"活动－出行缓冲区 * 时间"能全面反映个体实际经历的时空间背景单元，也能更准确地评估地理环境暴露的心理健康效应。

（3）不同活动－出行时空间背景单元内各维度地理环境（自然环境、建成环境、社会人文环境）对心理健康的影响具有显著差异。基于"空间 * 时间"背景单元，自然环境对心理健康的影响更大。当仅分析"空间"背景单元时，建成环境的心理健康效应更显著。对于社会人文环境而言，在不同活动－出行时空间背景单元中都与心理健康水平高度相关，因此，在各个地理背景单元中改善社会人文环境都是促进居民心理健康的有效措施。

（4）不同活动－出行时空间背景单元内各个环境指标对心理健康的影响机制存在差异。在自然环境指标中，绿地率、噪声在 6 种活动－出行时空间背景下分别与心理健康呈现显著的正相关、负相关关系，不会随地理背景单元的变化而改变。仅基于"居住地缓冲区 * 时间"这一背景单元测算 $PM_{2.5}$ 暴露量时，才能分析得出 $PM_{2.5}$ 浓度对心理健康的负面效应。蓝色空间覆盖率也只有在"活动－出行缓冲区 * 时间"这一背景单元中才被发现与心理健康负相关。对建成环境指标而言，健身场所密度、公园及广场密度在仅考虑"空间"背景单元时分别与心理健康呈负相关、正相关关系。医疗服务设施密度、商业及购物设施密度仅在"空间 * 时间"背景单元中对心理健康有积极影响。此外，公共交通站点密度在 6 种活动－出行时空间背景单元内均对心理健康水平产生负面影响。在社会人文环境指标中，环境安全度、社会交往在不同活动－出行时空间背景单元内均与居民心理健康呈现显著的正相关关系。

第7章 时空行为视角下居民地理环境暴露的即时情绪效应

健康地理学研究关注地理环境要素对人类心理状态的影响，不仅分析其对心理健康的效应，也逐渐重视实际地理环境暴露对人们即时情绪的影响。人类心理状态根据"时间尺度"划分为"长期形成的心理健康"和"短暂产生的即时情绪"两个维度。区别于个体长期形成的心理健康状况，即时情绪是人们在应对地理环境动态变化而迅速表现出来的心理状态，具有很强的瞬时性和动态性。目前，鲜少研究基于个体时空行为视角探讨多维度地理环境暴露的即时情绪效应。一方面是由于环境健康研究还处于深化阶段，当前对地理环境与即时情绪分析的理论基础尚有不足；另一方面则是获取个体即时情绪信息、捕捉和处理影响即时情绪的时空动态地理环境的技术方法还比较有限。本书第6章已深入揭示个体时空行为视角下地理环境暴露对居民心理健康的影响机制。本章则分别从个体日常活动–出行的"空间不确定"和"时间不确定"视角出发，构建影响即时情绪的地理环境指标体系并分析实际地理环境暴露水平及特征，进而探讨地理环境暴露的即时情绪效应。本章内容能补充先前文献较少关注的时空行为视角下地理环境暴露对即时情绪的影响机制。

7.1 影响即时情绪的地理环境暴露指标体系构建

将可能影响即时情绪的地理环境要素归纳为自然环境、建成环境和社会人文环境三类。借鉴先前文献和第6章选取的地理环境指标，再根据本章的实际研究内容和数据可获得性，构建可能影响即时情绪的指标体系（见表7–1）。

表 7-1 指标体系及变量含义

变量			含义
因变量	即时情绪		—
自变量	地理环境暴露	自然环境	
		空气质量	活动/出行具体位置的空气质量（1=非常糟糕；2=比较糟糕；3=一般；4=比较好；5=非常好）
		温度	活动/出行具体位置的实时温度
		相对湿度	活动/出行具体位置的实时相对湿度
		声环境	活动/出行具体位置的声环境（1=非常糟糕；2=比较糟糕；3=一般；4=比较好；5=非常好）
		建成环境	
		健身场所密度	活动位置1 km/出行位置0.5 km半径缓冲区内的健身场所数量占比
		医疗服务设施密度	活动位置1 km/出行位置0.5 km半径缓冲区内的医疗服务设施数量占比
		公园及广场密度	活动位置1 km/出行位置0.5 km半径缓冲区内的公园及广场数量占比
		休闲娱乐设施密度	活动位置1 km/出行位置0.5 km半径缓冲区内的休闲娱乐设施数量占比
		商业及购物设施密度	活动位置1 km/出行位置0.5 km半径缓冲区内的商业及购物设施数量占比
		公共交通站点密度	活动位置1 km/出行位置0.5 km半径缓冲区内的公共交通站点数量占比
		社会人文环境	
		环境安全度	活动/出行具体位置环境暴露的安全感知（1=非常不安全；2=不太安全；3=一般；4=比较安全；5=非常安全）
		社会交往	活动/出行具体位置社会交往关系（1=关系非常疏远；2=关系较疏远；3=关系一般；4=关系较亲密；5=关系非常亲密）

续表 7 – 1

变量			含义
控制变量	人口和社会经济属性	性别	性别（男、女）比例
		年龄	年龄阶段（青年、中年、老年）比例
		婚姻状况	处于已婚/单身状况比例
		文化程度	受教育水平［小学及以下、初中、高中（中专）、大学本科（大专）、研究生及以上］比例
		个人平均月收入	个人平均月收入水平（2999 元及以下、3000 ~ 4999 元、5000 ~ 8999 元、9000 ~ 12000 元、12000 元以上）比例
		BMI	身体质量指数（ > 25 为超重或肥胖）

7.1.1 自然环境指标

自然环境指标包括空气质量、温度、相对湿度和声环境这四个指标。其中，空气质量和声环境是参与者分别对当前活动/出行具体位置的空气质量、声环境的瞬时感知与评价，1 ~ 5 分评分表示从"非常糟糕"到"非常好"。温度和相对湿度由便携式实时环境监测仪收集并经过清洗、校正和处理后得到具体暴露值。

7.1.2 建成环境指标

适宜步行和骑行的建成环境会对居民情绪产生明显的影响，各类设施密度和可获得性以及土地混合利用等也可能影响情绪状态。由于城市建成环境在一段时间内较为稳定，短期发生改变的可能性较小，因此，相比于大量文献关注实时自然环境变化对个体即时情绪的影响，当前有关建成环境和即时情绪的研究较少。本研究借助 GIS 相关技术主要从广州市 POI 数据、基础地理数据中提取并测算健身场所密度、医疗服务设施密度、公园及广场密度、休闲娱乐设施密度、商业及购物设施密度、公共交通站点密度等指标。具体地，各个建成环境指标的测度值主要是指个体当前活动/出行具体位置缓冲区内的建成环境水平。

7.1.3 社会人文环境指标

选取感知的环境安全度、社会交往作为社会人文环境指标纳入指标体系。不安全的活动 – 出行环境（例如，犯罪事件频发、社会失序等）会导致居民产生恐惧、厌烦和紧张等不良情绪（Lorenc et al.，2012）。环境安全度是指参与者对其活动/出行具体位置环境暴露的安全程度的主观感知与评价，1～5 分表示从"非常不安全"到"非常安全"。社会交往是以个体在活动/出行具体位置的社会交往关系来衡量的，1～5 分代表从"关系非常疏远"到"关系非常亲密"。

此外，选取人口和社会经济属性（性别、年龄、婚姻状况、文化程度、个人平均月收入、*BMI*）作为控制变量加入模型。*BMI* 的具体计算方法详见6.1 节。

7.2 活动 – 出行空间不确定视角下地理环境暴露的即时情绪效应

以工作日 535 条 EMA 记录（即时情绪记录）作为分析日常活动 – 出行空间不确定视角下地理环境暴露对即时情绪影响的研究对象，同时以休息日 543 条 EMA 记录的分析结果作为对照。本节研究由于以参与者的 EMA 记录作为研究对象而不是每位参与者，因此，为每一条 EMA 记录匹配上相应参与者的人口和社会经济属性以便进行后续分析。

7.2.1 不同活动 – 出行空间的地理环境暴露特征

利用 GPS 设备收集的实时轨迹数据提取每个参与者在每次进行 EMA 调查时（8：00、12：00、16：00、20：00）的当前具体活动/出行位置信息，再将这些空间位置划分为 3 种：居住地、其他活动地（包括工作地、休闲娱乐场所、购物场所、餐饮场所等除居住地以外的活动地）、出行路径。基于这 3 种空间，分别提取并测算工作日、休息日内居民多维度地理环境（自然环境、建成环境、社会人文环境）暴露水平（见表 7 – 2）。其中，自然环境和社会人文环境暴露水平在活动/出行具体位置测算，建成环境水平则是在活动/出行具体位置的缓冲区内进行测算，即从居住地周边 1000 m 半径缓冲区、其他活动地周边 1000 m 半径缓冲区、出行路径 500 m 半径缓冲区中获取建成环境指标测量值。

工作日内居民暴露在不同活动/出行空间的地理环境水平存在一定差异。对自然环境而言，居民在居住地缓冲区暴露于较低的温度和较高的相对湿度环境以及良好的声环境中。居民认为在其他活动地缓冲区的空气质量较差，并且暴露于较高的温度和较低的相对湿度环境中。整体上，居住地缓冲区内的建成环境密度相对较低。此外，人们在居住地缓冲区的环境安全感知更高，他们与外界的社会交往也更密切。将休息日内居民暴露于不同活动/出行空间的地理环境水平与工作日进行对比。

表 7 - 2　变量的描述性统计

变量	平均值/占比					
	工作日			休息日		
	居住地缓冲区	其他活动地缓冲区	出行路径缓冲区	居住地缓冲区	其他活动地缓冲区	出行路径缓冲区
样本量（个）	262	200	73	354	140	49
即时情绪（分）	11.91	11.78	11.93	11.89	12.04	11.86
地理环境暴露						
空气质量（分）	3.52	3.49	3.57	3.45	3.51	3.63
温度（℃）	24.23	24.85	24.32	23.40	25.76	27.11
相对湿度（%）	53.25	50.73	51.82	54.10	51.40	52.29
声环境（分）	3.63	3.60	3.60	3.55	3.65	3.61
健身场所密度（个/km²）	11.19	13.52	14.04	11.14	12.14	11.43
医疗服务设施密度（个/km²）	32.40	33.53	38.04	33.05	30.96	31.03
公园及广场密度（个/km²）	1.03	1.38	1.27	1.04	1.21	1.23
休闲娱乐设施密度（个/km²）	17.56	20.10	21.97	19.51	17.18	17.65

续表 7 - 2

变量		平均值/占比					
		工作日			休息日		
		居住地缓冲区	其他活动地缓冲区	出行路径缓冲区	居住地缓冲区	其他活动地缓冲区	出行路径缓冲区
商业及购物设施密度（个/km²）		71.07	61.34	68.72	73.05	59.98	63.71
公共交通站点密度（个/km²）		4.60	6.09	5.80	4.75	5.66	4.83
环境安全度（分）		4.47	4.40	4.24	4.47	4.28	4.18
社会交往（分）		3.14	2.10	2.15	3.55	3.10	2.56
人口和社会经济属性							
性别	男性	47.52%					
	女性	52.48%					
年龄	青年（19～44岁）	67.38%					
	中年（45～59岁）	27.66%					
	老年（≥60岁）	4.96%					
婚姻状况	已婚	76.60%					
	单身	23.40%					
文化程度	小学及以下	4.26%					
	初中	12.06%					
	高中（中专）	25.53%					
	大学本科（大专）	46.10%					
	研究生及以上	12.05%					
个人平均月收入	2999元及以下	30.50%					
	3000～4999元	30.50%					
	5000～8999元	21.98%					
	9000～12000元	10.64%					
	12000元以上	6.38%					

续表 7 - 2

变量	平均值/占比					
	工作日			休息日		
	居住地缓冲区	其他活动地缓冲区	出行路径缓冲区	居住地缓冲区	其他活动地缓冲区	出行路径缓冲区
BMI	>25			21.28%		
	≤25			78.72%		

7.2.2 分析框架和研究方法

基于工作日和休息日不同活动 - 出行空间（居住地缓冲区、其他活动地缓冲区、出行路径缓冲区）并结合具体研究问题，提出分析框架（见图 7 - 1）。重点探讨三个方面的内容：①分析不同活动 - 出行空间背景下地理环境暴露对即时情绪的影响程度。②比较不同活动 - 出行空间背景下各维度地理环境（自然环境、建成环境、社会人文环境）对居民即时情绪影响的异同。③探讨各个环境指标对即时情绪的具体效应和作用机制。本研究重点关注工作日不同活动 - 出行空间内地理环境暴露的即时情绪效应，同时将休息日的分析结果与工作日的进行对比分析。

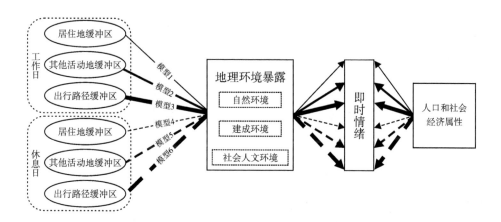

图 7 - 1 分析框架

　　将工作日 535 条 EMA 记录根据 3 种空间划分为 3 组。由于因变量为即时情绪，是一个连续变量，进而构建 3 个多元线性回归模型探讨工作日不同活动－出行空间内地理环境暴露对即时情绪的影响机制，同时控制人口和社会经济属性。此外，将休息日 543 条 EMA 记录也根据 3 种空间划分为 3 组，并另外构建 3 个模型开展研究。最后，将工作日与休息日的研究结果进行对比分析。

　　构建的每个模型的样本量均大于回归分析要求的最小样本量 30 个，这能在一定程度上保证模型运算的稳健性和有效性（Hogg & Tannis, 2005; Chang et al., 2006; Ramirez & Cox, 2012; Olive, 2017）。对各模型中自变量进行多重共线性检验，结果显示不存在显著的多重共线性关系（$VIF <$ 10）。表 7－3 为工作日和休息日内不同活动－出行空间背景下地理环境暴露对居民即时情绪影响的回归分析结果，前 5 个模型均通过显著性检验，由于模型 6 未通过显著性检验，因此不展开对模型 6 的讨论。调整后 R^2 反映了自变量对因变量（即时情绪）的解释能力。

表 7－3　不同活动－出行空间背景下地理环境暴露对居民即时情绪的影响

变量	β					
	工作日			休息日		
	模型 1：居住地缓冲区	模型 2：其他活动地缓冲区	模型 3：出行路径缓冲区	模型 4：居住地缓冲区	模型 5：其他活动地缓冲区	模型 6：出行路径缓冲区
样本量（个）	262	200	73	354	140	49
地理环境暴露						
空气质量	0.353 ***	0.290 ***	0.071	0.378 ***	0.346 ***	—
温度	0.080 *	0.049	0.082	－ 0.034	－ 0.016	—
相对湿度	－ 0.101 **	－ 0.050	－ 0.132	－ 0.114 ***	－ 0.006	—
声环境	0.383 ***	0.446 ***	0.556 ***	0.433 ***	0.400 ***	—
健身场所密度	－ 0.028	－ 0.044	0.211	－ 0.160 **	－ 0.106	
医疗服务设施密度	－ 0.033	0.294 **	0.196	0.224 **	0.195	
公园及广场密度	0.050	－ 0.112	0.033	0.115	－ 0.032	
休闲娱乐设施密度	0.270 ***	－ 0.126	0.026	－ 0.210	0.234 **	
商业及购物设施密度	－ 0.198	－ 0.170	－ 0.040	0.076	－ 0.170	
公共交通站点密度	0.260 ***	0.154	0.367 *	－ 0.058	－ 0.068	

续表 7-3

变量		β					
		工作日			休息日		
		模型 1：居住地缓冲区	模型 2：其他活动地缓冲区	模型 3：出行路径缓冲区	模型 4：居住地缓冲区	模型 5：其他活动地缓冲区	模型 6：出行路径缓冲区
环境安全度		0.016	-0.046	0.048	-0.027	0.177**	—
社会交往		0.078*	0.092	-0.161	0.022	-0.054	—
人口和社会经济属性							
性别（参照组：男性）		-0.018	-0.050	0.090	-0.003	0.137	—
年龄（参照组：青年）	中年	0.024	-0.007	-0.019	-0.002	0.009	—
	老年	-0.062	0.006	-0.082	0.031	-0.092	—
婚姻状况（参照组：单身）		0.021	-0.132	-0.013	-0.027	-0.019	—
文化程度（参照组：小学及以下）	初中	0.009	-0.088	0.022	-0.096	-0.416**	—
	高中（中专）	0.105	-0.010	0.265	-0.006	-0.447	—
	大学本科（大专）	0.028	-0.068	0.025	-0.098	-0.588**	—
	研究生及以上	-0.049	-0.054	0.140	-0.004	-0.474***	—
个人平均月收入（参照组：2999 元及以下）	3000～4999 元	-0.074	-0.222**	-0.024	-0.010	0.083	—
	5000～8999 元	-0.010	-0.141	-0.099	-0.010	0.144	—
	9000～12000 元	0.044	-0.090	0.138	0.012	0.059	—
	12000 元以上	0.051	0.027	-0.023	-0.020	0.115	—
BMI（参照组：>25）		0.182***	0.098	-0.011	0.121***	0.145	—
R^2		0.563	0.430	0.566	0.493	0.484	—
调整后 R^2		0.516	0.348	0.335	0.454	0.371	—

注：数字右上角标 *、**、*** 分别表示在 10%、5%、1% 水平上显著，以 β 表示模型回归系数。

7.2.3　结果分析

7.2.3.1　不同活动 – 出行空间背景下地理环境暴露对即时情绪的影响程度

模型 1、2 和 3 显示居民在工作日暴露于不同活动 – 出行空间（居住地缓冲区、其他活动地缓冲区、出行路径缓冲区）内地理环境对即时情绪影响的回归结果。研究发现，这 3 种空间内的地理环境暴露水平均会影响个体即时情绪，但影响程度存在差异。具体地，居住地缓冲区（模型 1）这一背景下地理环境暴露对即时情绪变化的解释度最高，达到 51.6%。其次是其他活动地缓冲区（模型 2），其解释度较好（34.8%）。出行路径缓冲区（模型 3）这一背景下地理环境暴露对居民即时情绪变化的解释度为33.5%，略低于其他活动地缓冲区（模型 2）。

对于休息日而言，居住地缓冲区（模型 4）和其他活动地缓冲区（模型 5）这两个空间背景内地理环境暴露对即时情绪变化的解释度分别为 45.4% 和 37.1%。相比于工作日，休息日内居民即时情绪受到居住地缓冲区内地理环境暴露的影响程度降低，但是受到其他活动地缓冲区内地理环境暴露的影响程度增大，这可能与他们在工作日和休息日的不同活动 – 出行时空模式有关。因此，不仅在不同活动 – 出行空间背景下地理环境暴露的即时情绪效应存在差异，即使对于同一空间背景（例如，居住地缓冲区），也会由于"时间"不同（例如，工作日和休息日）而导致地理环境暴露对即时情绪的影响差异。针对"时间"维度可能引发的环境情绪效应差异将在 7.3 节中详细论述。

7.2.3.2　不同活动 – 出行空间背景下各维度环境暴露对即时情绪影响的异同

在工作日不同活动 – 出行空间中，各维度地理环境（自然环境、建成环境、社会人文环境）暴露对居民即时情绪的影响存在显著差异。对于自然环境维度，居住地缓冲区（模型 1）这一空间内显著影响居民即时情绪的自然环境要素最多，包括空气质量、温度、相对湿度和声环境。在其他活动地缓冲区（模型 2）和出行路径缓冲区（模型 3），影响即时情绪的自然环境要素少于居住地缓冲区（模型 1）。从建成环境维度来看，居住地缓冲区（模型 1）包括 2 个与即时情绪呈显著相关关系的指标，分别是休闲娱乐设施密度和公共交通站点密度。而其他活动地缓冲区（模型 2）和出行路径缓冲区（模型 3）这两种空间背景中各包含 1 个与即时情绪水平显著相关的指标，分别是医疗服务设施密度、公共交通站点密度。对于社会人文环境维度，仅在居住地缓冲区（模型 1）这一背景下社会交往与居民即时情绪显著正相关。

分析休息日不同活动－出行空间内各维度地理环境暴露对居民即时情绪的影响，可以发现，在居住地缓冲区（模型 4）与即时情绪显著相关的自然环境要素包括空气质量、相对湿度和声环境。工作日和休息日在其他活动地缓冲区内影响即时情绪的自然环境要素一致，均为空气质量和声环境。然而，对于建成环境维度，工作日和休息日不同活动－出行空间中与即时情绪显著相关的建成环境指标差异较大。其中，休息日居住地缓冲区（模型 4）包括健身场所密度和医疗服务设施密度，其他活动地缓冲区（模型 5）中仅有休闲娱乐设施密度与即时情绪水平相关。此外，对于社会人文环境维度，休息日其他活动地缓冲区（模型 5）的环境安全度会显著影响居民的即时情绪。

7.2.3.3 不同活动－出行空间背景下各环境指标对即时情绪的具体效应和作用机制

对比工作日 3 个模型的回归结果发现，不同活动－出行空间内各个环境指标对即时情绪的作用机制存在一定差异。具体地，工作日在居住地缓冲区（模型 1）和其他活动地缓冲区（模型 2）的当前空气质量与居民即时情绪呈显著的正相关关系，表明空气质量评价越高，人们的即时情绪往往越佳。这与以往研究结果类似，即良好的空气质量能显著改善人们的情绪状态，相反地，人们短暂暴露于空气污染环境会导致其迅速产生负面情绪（Nuyts et al.，2019）。在居住地缓冲区（模型 1）内的温度与人们即时情绪水平呈正相关关系，这可能是由于本次调查在广州的冬季开展（2018 年 11 月到 2019 年 1 月），整体环境温度较低，因此，温度水平的上升有助于促进即时情绪。然而，在居住地缓冲区（模型 1）这一背景下，相对湿度水平对居民即时情绪产生负面影响，每上升 1 个单位的相对湿度水平，则相应地降低 0.101 个单位的即时情绪水平。此外，居民暴露于活动－出行空间（居住地缓冲区、其他活动地缓冲区和出行路径缓冲区）的良好声环境内，有助于他们拥有更积极的情绪状态，而严重的噪声污染则会危害居民即时情绪。WHO 报告显示，高强度噪声会导致人类大脑皮层兴奋和抑制失调，从而对人的心理状态产生压制，增加负面情感因素（例如，紧张、烦恼、抑郁、愤怒、疲劳、困惑、焦虑、敌对等），引起明显的情绪障碍。同时，噪声污染也会影响人类瞬时认知能力和注意力，造成短期记忆力、工作效率以及感知能力等显著下降。因此，改善居民日常活动－出行空间的声环境，降低噪声污染，对人们即时情绪和健康都有极其重要的作用。与工作日类似，休息日内居民暴露于活动空间（居住地缓冲区和其他活动地缓冲区）的自然环境（空气质量、相对湿度、噪声）也会对即时情绪产生影响。具体地，短暂暴露于良好的空气质量、适宜的相对湿度和声环境中能显著缓解烦躁、焦虑、紧张等不良情绪，促进积极情绪状态。

对建成环境指标而言，工作日居住地缓冲区（模型 1）这一背景下休闲娱乐设施密度与居民即时情绪呈正相关关系。此外，居住地缓冲区（模型 1）和出行路径缓冲区（模型 3）内较高的公共交通站点密度对即时情绪产生积极影响。在其他活动地缓冲区（模型 2）内仅有医疗服务设施密度与个体即时情绪呈显著的正相关关系，每增加 1 个单位的医疗服务设施密度则会提升 0.294 个单位的即时情绪水平。居民即时情绪在休息日不同空间内受到建成环境的影响机制与工作日显著不同。居住地缓冲区（模型 4）的健身场所密度与即时情绪呈负相关关系，但增加医疗服务设施密度可以让居民拥有更积极的即时情绪状态。居民在休息日暴露于其他活动地缓冲区（模型 5），休闲娱乐设施密度会对他们的即时情绪产生显著的积极影响。对比表 6-3 和表 7-3 也可以发现，活动-出行空间背景单元内的健身场所密度、医疗服务设施密度、休闲娱乐设施密度和公共交通站点密度不仅会影响居民的心理健康水平，也会影响他们的即时情绪，但影响程度和作用机制存在差异。例如，尽管增加公共交通站点密度对人们长期形成的心理健康有负面影响，但短暂使用高密度的公共交通站点、实现快捷便利地出行将有助于提升居民的即时情绪水平。

对于社会人文环境指标，仅有社会交往在居住地缓冲区内（模型 1）与工作日内居民即时情绪呈正相关关系。休息日内居民暴露于其他活动地缓冲区（模型 5）中，他们感知的环境安全度会明显影响他们的即时情绪，环境安全度越高，则即时情绪状态越好。相反地，当活动空间内的犯罪率较高、居民的不安全感及恐惧感加深，会给情绪状态带来危害，也极易造成一系列心理健康问题（Berglund et al.，2017）。相比于各个活动-出行时空背景单元内社会人文环境对个体心理健康的显著影响，其对即时情绪的影响程度较低。

综上所述，虽然建成环境和社会人文环境在一些空间单元内也会影响居民的即时情绪，但居民的即时情绪对当前所处空间位置的自然环境变化更敏感，因此，良好的自然环境更有助于人们保持稳定积极的即时情绪，并改善不良情绪状态。

7.3　活动－出行时间不确定视角下地理环境暴露的即时情绪效应

7.3.1　时间不确定视角下的多种环境暴露效应

以往文献大多探讨居住地、部分活动空间内居民地理环境暴露的健康效应，鲜少有研究关注组成"活动－出行时空间背景单元"的另一重要因素"时间"。由于个体时空行为差异，导致其活动－出行地理背景也存在"空间不确定"和"时间不确定"两方面，进而影响环境暴露水平及其健康效应。"时间"是一个基本维度，为许多重要的地理问题提供了新的研究思路，也在分析个体地理环境暴露水平及其健康效应中发挥关键作用（Kwan，2013；2018b）。与"时间"维度有关的环境暴露效应研究主要包括以下五种效应：①频率效应。个体接触地理环境的频率可能会影响环境暴露效应。例如，White et al.（2017）分析居民接触自然环境的频率（即对自然环境的访问次数）对他们主观幸福感的影响，结果显示经常接触自然环境的人感到他们的生活更有意义和价值。②不同时间点效应。人们在一天内或一周内不同时间点暴露于地理环境对他们的健康行为或健康水平产生不同的影响。例如，地理环境要素与人们体力活动、外出休闲距离之间的联系在一天（早晨、中午、晚上）和一周（工作日、休息日）的不同时间内存在差异（Cerin et al.，2017；齐兰兰和周素红，2018）。③时滞效应。个体在接触地理环境后的一段时间内对健康产生效应，即个体之前接触的地理环境可能会影响他们目前的状态。④累积效应。一段时间内累积的环境暴露量会对人们产生影响。例如，有学者探讨日常活动的持续时长对环境与健康、幸福感之间关系的影响（Schwanen & Wang，2014；Zhang et al.，2018，2021）。⑤即时效应。个体受到即时环境暴露的瞬间影响，即暴露于地理环境的瞬间就会对人们当前状态产生影响（Zhang et al.，2020；Su et al.，2022）。有研究表明，当前接触自然环境的人拥有更快乐的情绪（White et al.，2017）。

7.3.2　分析框架和研究方法

7.2 节中已分析活动－出行空间不确定视角下地理环境暴露的即时情绪效应。此外，考虑"时间"维度对于精确评估环境暴露的即时情绪效应也十分重要。基于此，本节将从活动－出行时间不确定视角出发，创新地探讨并对比由于"时间"维度导致的3种环境暴露效应的差异。根据可获取的个体即时情绪和地理环境暴露数据，考察活动－出行时间不确定视角下多维度地理环境暴露对居民即时情绪的影响机制。重点分析并比较工作日内地理环境暴露对即时情绪可能产生的时滞效应、累积效应和即时效应。同时，将休息日内这3种地理环境暴露与即时情绪效应的研究结果与工作日的研究结果进行对比。

7.3.2.1　时滞效应

时滞效应是指居民在之前接触到的地理环境可能会影响他们当前的即时情绪。在具体分析中，首先，提取参与者在工作日8：00完成第一次EMA调查时的地理环境暴露作为自变量，以EMA调查收集的20：00的即时情绪作为因变量，进而分析地理环境暴露与居民即时情绪之间可能存在的时滞效应。类似地，构建参与者在休息日的模型进行对比分析。基于参与者8：00的环境暴露水平和20：00的即时情绪信息开展研究，一方面是为探究居民在工作日早晨暴露于地理环境对其晚上即时情绪状态是否存在时滞效应，另一方面是由于在20：00完成EMA调查的参与者最多，能有足够的样本量保证模型的稳健性，并且以20：00的即时情绪信息作为因变量，可以实现多种环境情绪效应的对比分析。

7.3.2.2　累积效应

累积效应是指持续一段时间内累积的地理环境暴露水平会对个体当前的即时情绪产生影响。测算参与者在工作日8：00—20：00这一时间段内（12 h）累积的地理环境暴露水平并将其作为模型的自变量，以EMA调查采集的20：00的即时情绪作为因变量，再探讨地理环境暴露与居民即时情绪之间是否存在累积效应。同时，构建休息日的模型进行对比研究。选择工作日8：00—20：00这一时间段主要是由于大多数参与者从8：00开始从事各种各样的活动并暴露于不同的空间及环境中，一直持续到20：00［该时间点是模型中因变量（即时情绪）的采集时间点］。

7.3.2.3　即时效应

即时效应是指居民暴露于地理环境的瞬间就会对他们的即时情绪产生影响，即个体的即时情绪会瞬间受到当前地理环境暴露的影响。测算参与者在工作日20：00暴露于地理环境的水平并将其作为模型的自变量，以20：00的即时情绪信息作为因变量，进而构建模型用于探讨地理环境暴露对即时情绪可能产生的即时效应。同时，构建休息日模型进行对比分析。

结合具体研究问题，提出分析框架（见图7－2），本节重点分析两个方面的内容：①探讨地理环境暴露对居民即时情绪是否存在时滞效应、累积效应、即时效应，若存在，进而对比分析它们的影响程度。②剖析活动－出行时间不确定视角下各个地理环境指标（自然环境、建成环境、社会人文环境）对即时情绪的作用机制，再将休息日的分析结果与工作日的分析结果进行比较研究。

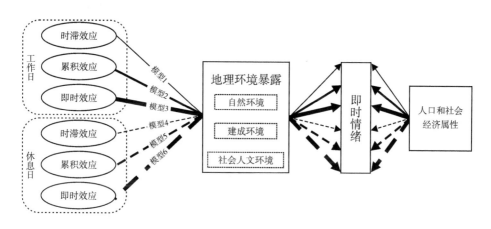

图 7 - 2　分析框架

通过构建 3 个多元线性回归模型探讨工作日活动－出行时间不确定视角下地理环境暴露对即时情绪的效应，同时控制人口和社会经济属性。对各个模型中自变量进行多重共线性检验，结果表明不存在显著的多重共线性关系（$VIF < 10$）。表 7 - 4 显示了工作日和休息日活动－出行时间不确定视角下地理环境暴露对居民即时情绪影响的回归分析结果，除了模型 4 由于总体显著性较低，未通过显著性检验外，其余 5 个模型均通过显著性检验，因此不再对模型 4 的回归结果进行分析。调整后 R^2 代表了自变量对因变量（即时情绪）的解释程度。

7.3.3　结果分析

7.3.3.1　活动－出行时间不确定视角下地理环境暴露对即时情绪的影响程度

模型 1、2 和 3 分别展示了居民在工作日由于活动－出行时间导致的地理环境暴露对他们即时情绪产生的 3 种效应。结果表明，居民在活动－出行过程中的地理环境暴露对即时情绪具有时滞效应、累积效应和即时效应，但是影响程度不同。其中，地理环境暴露对即时情绪产生的即时效应较大，解释度为33.9%（模型3）。累积效应（模型2）和时滞效应（模型1）较小，解释度分别为17.2%和11.4%。这表明人们的即时情绪更容易受到他们当前接触的地理环境的影响，而累积的地理环境暴露量和人们之前接触的地理环境水平对即时情绪的影响程度较低。

相比于工作日，休息日内地理环境暴露对即时情绪产生的即时效应更大，解释度高达45.6%（模型6），显示了在休息日时，居民即时情绪受到当前活动–出行空间内环境的影响比工作日更显著。但是，休息日内居民地理环境暴露对即时情绪产生的累积效应（模型5）小于工作日，解释度仅为10.8%。

7.3.3.2 活动–出行时间不确定视角下各环境指标对即时情绪的具体效应和作用机制

工作日不同活动–出行时间效应背景下地理环境暴露的各维度（自然环境、建成环境、社会人文环境）对个体即时情绪的影响程度存在差异。其中，自然环境维度对居民即时情绪的影响最显著，各个自然环境指标对即时情绪的作用机制不同。在累积效应（模型2）和即时效应（模型3）背景下空气质量与居民即时情绪呈显著正相关关系，表明即时情绪状况会受到一段时间内空气质量和当前空气质量的影响，并且空气质量越好，居民的即时情绪状况越积极稳定。在时滞效应（模型1）和累积效应（模型2）背景下温度会显著影响即时情绪，然而，居民暴露于当前空间环境的温度水平对他们即时情绪的影响并不明显。此外，在工作日3种不同时间效应背景下声环境均与个体即时情绪呈现显著正相关关系，这表明声环境对居民即时情绪的影响可能不会因为"时间"维度的变化而改变，因此，降低噪声、改善声环境质量能大幅提高居民的情绪水平。对建成环境维度而言，仅在即时效应（模型3）这一背景下休闲娱乐设施密度对即时情绪产生积极影响。此外，工作日内3种不同时间效应背景下的社会人文环境指标与即时情绪不存在统计学意义上的显著相关性。

休息日在累积效应（模型5）背景下仅有空气质量这一自然环境指标与即时情绪呈正相关关系，而在即时效应（模型6）背景下空气质量与声环境皆对居民即时情绪水平产生积极影响。不同于工作日，在休息日累积效应（模型5）背景下医疗服务设施密度、公园及广场密度、商业及购物设施密度均与居民即时情绪存在显著相关性。此外，不论是工作日还是休息日，社会人文环境指标与居民的即时情绪均不存在显著相关性。

表7－4　活动－出行时间不确定视角下地理环境暴露对居民即时情绪的影响

变量		β					
		工作日			休息日		
		模型1：时滞效应	模型2：累积效应	模型3：即时效应	模型4：时滞效应	模型5：累积效应	模型6：即时效应
地理环境暴露							
空气质量		0.155	0.256 ***	0.316 ***	—	0.386 ***	0.398 ***
温度		0.245 ***	0.230 **	0.093	—	− 0.139	0.057
相对湿度		0.021	− 0.003	− 0.061	—	0.010	− 0.005
声环境		0.237 **	0.269 ***	0.341 ***	—	0.097	0.466 ***
健身场所密度		0.012	0.007	0.145	—	− 0.164	− 0.008
医疗服务设施密度		0.407	0.170	0.184	—	0.392 *	0.080
公园及广场密度		− 0.092	− 0.182	− 0.054	—	− 0.549 **	− 0.100
休闲娱乐设施密度		− 0.283	− 0.150	0.228 *	—	0.220	0.131
商业及购物设施密度		− 0.013	− 0.020	− 0.214	—	− 0.489 *	− 0.121
公共交通站点密度		0.035	0.248	− 0.140	—	0.025	0.185
环境安全度		− 0.054	0.003	− 0.035	—	− 0.130	0.023
社会交往		0.020	− 0.005	0.022	—	− 0.094	0.019
人口和社会经济属性							
性别（参照组：男性）		0.128	0.093	0.095	—	− 0.133	− 0.054
年龄（参照组：青年）	中年	0.073	0.046	− 0.004	—	0.140	− 0.004
	老年	− 0.070	− 0.034	− 0.075	—	0.003	0.021
婚姻状况（参照组：单身）		0.094	0.065	0.051	—	− 0.023	− 0.104
文化程度（参照组：小学及以下）	初中	− 0.224	− 0.172	− 0.054	—	0.082	0.025
	高中（中专）	− 0.067	0.000	0.079	—	0.250	0.049
	大学本科（大专）	− 0.170	− 0.128	− 0.071	—	0.242	− 0.039
	研究生及以上	0.025	0.010	0.087	—	0.139	0.021

续表 7 – 4

变量		β					
		工作日			休息日		
		模型1：时滞效应	模型2：累积效应	模型3：即时效应	模型4：时滞效应	模型5：累积效应	模型6：即时效应
个人平均月收入（参照组：2999元及以下）	3000～4999元	– 0.131	– 0.108	– 0.026	—	0.017	– 0.049
	5000～8999元	– 0.005	0.032	0.004	—	– 0.143	– 0.102
	9000～12000元	0.022	0.077	0.138	—	0.033	– 0.049
	12000元以上	0.106	0.122	0.017	—	– 0.083	– 0.075
BMI（参照组：>25）		0.149	0.169*	0.193**	—	0.183*	0.156*
R^2		0.292	0.339	0.472	—	0.284	0.562
调整后 R^2		0.114	0.172	0.339	—	0.108	0.456

注：数字右上角标 * 、 ** 、 *** 分别表示在 10% 、 5% 、 1% 水平上显著，以 β 表示模型回归系数。

7.4 本章小结

本章重点关注个体时空行为视角下地理环境暴露对即时情绪的影响机制，分别从居民日常活动 – 出行的"空间不确定"和"时间不确定"两个方面开展研究。一是分析活动 – 出行空间不确定视角下地理环境暴露的即时情绪效应。首先，构建居住地缓冲区、其他活动地缓冲区、出行路径缓冲区这 3 种空间背景单元；其次，基于这些不同活动 – 出行空间背景单元测算个体实际地理环境暴露水平；最后，构建多元线性回归模型进行对比分析。二是探讨活动 – 出行时间不确定视角下地理环境暴露的即时情绪效应，重点关注"时间"维度是否影响地理环境暴露的即时情绪效应，分析可能存在的时滞效应、累积效应和即时效应。具体研究结论如下。

（1）基于不同活动 – 出行空间背景单元测算的个体地理环境暴露水平存在明显差异。在工作日，3 种空间背景单元内的地理环境暴露均会影响即时情绪，但影响程度不同。其中，居住地缓冲区的地理环境暴露对即时情绪变化的解释度最高，其他活动地缓冲区内地理环境暴露的解释度次之。此外，在休息日，居民即时情绪受到居住地缓冲区内地理环境暴露的影响程度减少，但受到其他活动地缓冲区内地理环境暴露的影响程度增加。

（2）在工作日，不同活动 - 出行空间背景单元内各环境维度对即时情绪的影响不同。自然环境的影响程度较大，居民即时情绪对当前所处空间的自然环境变化更敏感；建成环境的影响程度次之；而社会人文环境对即时情绪不存在显著影响。休息日各维度环境暴露对即时情绪的影响程度与工作日相似。

（3）在工作日，不同活动 - 出行空间背景单元内各环境指标对即时情绪的作用机制存在差异。对于自然环境指标，居住地缓冲区和其他活动地缓冲区内的空气质量与即时情绪具有显著的正相关关系，3 种空间背景单元内的声环境均对即时情绪产生积极影响，但仅在居住地缓冲区内相对湿度水平与即时情绪显著负相关。对建成环境指标而言，居住地缓冲区的休闲娱乐设施密度、公共交通站点密度分别与即时情绪呈正相关关系，其他活动地缓冲区内仅有医疗服务设施密度与个体即时情绪显著正相关，而在出行路径缓冲区内公共交通站点密度对即时情绪有积极影响。在休息日不同活动 - 出行空间背景单元内，与即时情绪显著相关的自然环境指标和工作日类似，但是建成环境指标对居民即时情绪的影响机制与工作日明显不同。

（4）在工作日，居民活动 - 出行过程中的地理环境暴露对他们的即时情绪产生时滞效应、累积效应和即时效应，但影响程度不同。即时情绪更容易受到居民当前接触的地理环境的影响，地理环境暴露的即时效应最强，时滞效应和累积效应较弱。对休息日的研究结果也显示出即时效应更强。

（5）在工作日，不同活动 - 出行时间效应背景下各环境维度对居民即时情绪的影响程度不同，自然环境对即时情绪的影响更显著，建成环境次之。此外，各个环境指标对即时情绪的具体作用机制也存在差异。在自然环境指标中，空气质量、温度和声环境在一些时间效应背景下与即时情绪显著相关。对于建成环境指标，仅有休闲娱乐设施密度在即时效应这一背景下对居民的即时情绪有积极作用。在休息日，累积效应和即时效应背景下空气质量均与即时情绪正相关，而声环境仅在即时效应背景下才与即时情绪显著正相关，累积效应背景下多个建成环境指标会对个体即时情绪产生影响。然而，工作日和休息日不同时间效应背景下，社会人文环境指标与即时情绪均不存在统计学意义上的显著相关性。

第8章 时空行为视角下地理环境暴露对即时情绪的影响：心理健康的调节效应

已有文献表明人们长期形成的心理健康状况能在一定程度上影响他们的即时情绪，拥有良好心理健康状况的个体善于缓解日常生活中的压力和烦恼，有助于保持积极的情绪状态。相反地，较低心理健康水平的居民容易受到外界不良因素的干扰并极易产生消极情绪。然而，当前研究鲜少关注居民活动－出行中多维度地理环境暴露、长期形成的心理健康问题、短暂产生的即时情绪这三者之间的相互作用机制，还未有文献探讨心理健康能否调节地理环境暴露与即时情绪之间的关系。因此，在第6章、第7章分别探讨时空行为视角下居民地理环境暴露对心理健康和即时情绪的影响机制的基础上，本章着重分析并对比全体/不同性别居民心理健康在日常活动－出行的多维度地理环境暴露影响即时情绪这一过程中发挥的调节效应，明确具体的调节效应类型、调节程度和调节机制。相关研究结果有助于阐明地理环境暴露、心理健康、即时情绪这三者之间的联系，也为有效改善居民即时情绪状态提供理论和实证支撑。

8.1 指标体系构建

本章采用的数据主要来源于 2018 年广州市居民日常活动与环境健康调查。其中，运用 EMA 调查获取的居民即时情绪水平作为因变量、人口和社会经济属性作为控制变量加入模型。提取并测算居民当前所处活动/出行空间的多维度地理环境（自然环境、建成环境、社会人文环境）暴露水平并将其作为自变量。在第7章已对这些指标进行描述性统计，本章不再赘述。同时，以 2018 年广州市居民日常活动与环境健康调查中获取的居民心理健康水平作为调节变量。由 WHO-5 量表测度发现，此次调查中参与者的心理健康水平为 5 ～ 25 分，心理健康水平均值是 15.64 分，有 57% 的参与者的心理健康水平优于这一平均水平。

8.2 分析框架和研究方法

调节效应是指当探讨自变量对因变量的影响时，是否受到调节变量的干扰。调节变量可能发挥正向调节或负向调节作用，并影响自变量与因变量之间关系的方向或强弱。第 7 章的研究结果已表明，时空行为下地理环境暴露会对个体短暂产生的即时情绪造成影响，具体环境要素的影响程度和作用机制存在差异。已有文献表明，居民长期形成的心理健康状况也能影响其即时情绪水平。一般认为，心理健康水平越高，对即时情绪的积极作用越明显，不良心理健康状况则有可能导致负面情绪频发（De Castella et al.，2017；海曼等，2019）。居民心理健康状况的差异，致使他们对地理环境暴露的感知和瞬时反应发生变化，进而可能影响即时情绪状态。因此，本研究推测居民心理健康状况可以在活动 – 出行空间内地理环境暴露影响即时情绪过程中发挥调节效应，即能增强或减弱自变量和因变量之间的关系。同时，进一步假设心理健康这一调节变量能增强良好环境暴露为居民即时情绪带来的益处，以及减弱某些不良环境暴露造成的情绪风险。本章将实证检验这些研究推测和假设。

图 8 – 1 是调节效应分析框架，用于探讨居民心理健康在多维度地理环境（自然环境、建成环境、社会人文环境）暴露对即时情绪影响路径中的调节效应。具体地，首先，分析全体居民心理健康的调节作用。其次，鉴于 4.4.2 节中分析居民即时情绪水平的人群分异特征，发现仅有不同性别居民

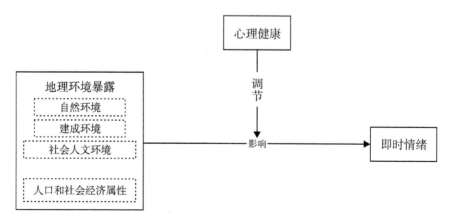

图 8 – 1　分析框架

的即时情绪水平差异显著。为此，本研究推测心理健康对地理环境暴露与即时情绪之间关系的调节效应可能在男性和女性居民中存在差异，因而，将全体居民按性别划分为男性和女性，进一步分析并对比不同性别居民心理健康在地理环境暴露影响他们即时情绪这一路径中的调节作用。

运用层次回归法分析心理健康的调节作用：第一步，将控制变量（人口和社会经济属性）加入回归方程；第二步，纳入自变量（多维度地理环境要素）和调节变量（心理健康）；第三步，加入地理环境要素和心理健康的交互项（温忠麟等，2012；方杰等，2015）。交互项是指自变量和调节变量同时去中心化后的乘积，文中用"地理环境要素 * 心理健康"来表示。在正式构建模型之前，对所有预测变量进行多重共线性检验，结果显示不存在显著的共线性关系（$VIF < 10$）。

8.3　结果分析

由于模型结果涉及较多变量，为突出和更清晰地展示心理健康的调节效应这一研究重点，仅在表 8-1 中呈现地理环境要素和心理健康的交互项（即"地理环境要素 * 心理健康"）的回归结果。对于下文分析中涉及有关"地理环境要素与即时情绪关系"的回归结果，将以文字形式进行描述。

表 8-1　心理健康调节效应的检验结果

变量	模型 1（全体居民）		模型 2（男性）		模型 3（女性）	
	β	调整后 R^2	β	调整后 R^2	β	调整后 R^2
第一步						
人口和社会经济属性	—	0.032	—	0.148	—	0.007
第二步						
人口和社会经济属性	—		—		—	
地理环境暴露	—	0.409	—	0.460	—	0.406
心理健康	—		—		—	

续表 8 - 1

变量	模型 1（全体居民）		模型 2（男性）		模型 3（女性）	
	β	调整后 R^2	β	调整后 R^2	β	调整后 R^2
第三步						
人口和社会经济属性	—		—		—	
地理环境暴露	—		—		—	
心理健康	—		—		—	
空气质量 * 心理健康	- 0.001		0.002		0.112 *	
温度 * 心理健康	- 0.041		- 0.007		- 0.052	
相对湿度 * 心理健康	0.075 *		0.170 ***		0.057	
声环境 * 心理健康	0.079 **		0.129 **		- 0.011	
健身场所密度 * 心理健康	- 0.001		0.034		0.051	
医疗服务设施密度 * 心理健康	0.104	0.424	0.357 ***	0.500	- 0.065	0.417
公园及广场密度 * 心理健康	- 0.113 **		- 0.190 *		- 0.106	
休闲娱乐设施密度 * 心理健康	0.003		- 0.224 *		0.025	
商业及购物设施密度 * 心理健康	- 0.152 **		- 0.234 **		0.013	
公共交通站点密度 * 心理健康	0.073		0.204 *		- 0.011	
环境安全度 * 心理健康	- 0.044		0.021		- 0.083	
社会交往 * 心理健康	0.023		0.034		0.031	

注：数字右上角标 * 、** 、*** 分别表示在 10%、5%、1% 水平上显著，以 β 表示模型回归系数。

8.3.1 全体居民心理健康的调节效应分析

表 8-1 的模型 1 显示了参与此次调查的全体居民心理健康的调节效应回归结果。通过三个步骤依次加入变量的模型 1 的调整后 R^2 逐渐增大，表明在加入了调节变量和交互项后的模型更稳健，并且对即时情绪的解释度增大。对于全体居民来说，心理健康状况在部分环境要素与他们即时情绪的关系中发挥显著的调节效应。具体地，心理健康对相对湿度与即时情绪之间的关系起到正向调节作用（$\beta = 0.075$，$p < 0.10$），即居民心理健康水平的提升能强化相对湿度和即时情绪之间的相关关系。声环境对即时情绪起到积极影响（$\beta = 0.435$，$p < 0.01$，表中未显示），同时，心理健康在声环境影响个体即时情绪的路径中具有显著的正向调节作用（$\beta = 0.079$，$p < 0.05$），表明良好的心理健康状况能强化这一积极影响，有助于增加良好声环境为人们即时情绪带来的益处。在建成环境指标中，公园及广场密度与即时情绪呈负相关关系（$\beta = -0.111$，$p < 0.05$，表中未显示），这可能是由于工作日内居民花费大量时间从事工作及业务活动，前往公园及广场的机会和时间较少，因此，公园及广场密度的增加不仅难以对即时情绪产生积极影响，还可能导致居民因渴望前往而无法实现的失落感，从而对即时情绪造成负面效应。然而，心理健康对公园及广场密度与即时情绪之间的关系发挥显著的负向调节效应（$\beta = -0.113$，$p < 0.05$），这表明良好的心理健康状况能减弱公园及广场密度对即时情绪的消极影响。此外，心理健康也能弱化商业及购物设施密度与即时情绪之间的关系（$\beta = -0.152$，$p < 0.05$）。

8.3.2 不同性别居民心理健康的调节效应分析

表 8-1 的模型 2 和模型 3 分别展示了男性居民和女性居民的心理健康水平在地理环境暴露影响他们即时情绪过程中的调节效应分析结果。这两个模型中，通过三个步骤依次添加变量的模型的调整后 R^2 也是逐渐增大。在加入了调节变量和交互项后，模型 2（男性）（50.0%）对即时情绪的解释度大于模型 1（全体居民）（42.4%）和模型 3（女性）（41.7%）。

男性居民的心理健康状况在多个环境要素与他们即时情绪的关系中具有显著的调节作用。其中，男性居民的心理健康状况能正向调节相对湿度与即时情绪（$\beta = 0.170$，$p < 0.01$）、声环境与即时情绪（$\beta = 0.129$，$p < 0.05$）之间的相关关系。同时，男性居民的心理健康状况也在公园及广场密度与即

时情绪之间的关系（$\beta = -0.190$，$p < 0.10$）、商业及购物设施密度与即时情绪之间的关系（$\beta = -0.234$，$p < 0.05$）中发挥负向调节作用，在一定程度上缓解环境暴露对即时情绪的消极影响。男性居民的心理健康状况在这四个环境要素与即时情绪关系中发挥的调节效应与模型 1（全体居民）类似。但是，相比全体居民，男性居民的心理健康状况也在其他三种环境要素与即时情绪的关系中发挥调节效应。具体地，医疗服务设施密度的增加有助于提升男性居民的情绪水平，二者呈现显著的正相关关系（$\beta = 0.246$，$p < 0.05$，表中未显示）。与此同时，他们的心理健康在医疗服务设施密度影响即时情绪这一过程中起到正向调节作用（$\beta = 0.357$，$p < 0.01$），表明心理健康水平的提升能增强医疗服务设施带来的健康益处。同时，男性居民的心理健康状况在休闲娱乐设施密度与即时情绪的关系中发挥负向调节效应（$\beta = -0.224$，$p < 0.10$），在一定程度上弱化了休闲娱乐设施密度对即时情绪的影响。此外，男性居民的心理健康状况在公共交通站点密度影响即时情绪这一路径中起到正向调节作用（$\beta = 0.204$，$p < 0.10$），意味着良好的心理健康状况能强化二者之间的关系。从模型 3（女性）的研究结果发现，女性居民的心理健康状况仅在空气质量影响她们即时情绪过程中发挥正向调节效应。由于空气质量对即时情绪产生积极效应（$\beta = 0.322$，$p < 0.01$，表中未显示），女性心理健康水平的提升能增强这一有利影响。

本研究通过分别探讨全体居民、男性居民和女性居民的心理健康调节效应，显示出这三组研究结果存在较大差异。男性居民的心理健康状况能在多个地理环境要素影响即时情绪过程中发挥调节效应，然而，女性居民的心理健康很少能调节地理环境对她们情绪状态的影响。心理健康能对部分自然环境和建成环境要素与即时情绪之间的关系起到调节作用，但根据三个模型的结果，还未发现个体心理健康能有效调节社会人文环境对即时情绪的影响。

8.4　本章小结

本章分析了居民活动 – 出行多维度地理环境暴露、长期形成的心理健康状况、短暂产生的即时情绪这三者之间的关系，重点分析并对比全体/不同性别居民心理健康状况在多维度地理环境（自然环境、建成环境、社会人文环境）暴露对他们即时情绪影响路径中的调节效应，进一步阐述具体的调节效应类型和调节程度。具体研究结论如下。

（1）对于此次调查的全体居民来说，心理健康状况分别在相对湿度、声环境这两个自然环境要素与他们即时情绪的关系中发挥显著的正向调节效应，表明提升心理健康水平能强化相对湿度、声环境与即时情绪的相关关系，而心理健康水平的下降则会弱化它们之间的联系。全体居民的心理健康状况分别在公园及广场密度、商业及购物设施密度这两个建成环境要素影响即时情绪的路径中起到负向调节作用，良好的心理健康状况则能弱化这两个建成环境要素对即时情绪的消极影响。

（2）全体居民、男性居民和女性居民的心理健康状况起到的调节效应存在显著差异。相比全体居民和女性居民，男性居民的心理健康状况能在更多个地理环境要素与即时情绪的关系中发挥调节效应。男性居民心理健康在相对湿度、声环境、公园及广场密度、商业及购物设施密度这四个环境变量影响他们即时情绪过程中发挥与全体居民心理健康相似的调节效应。此外，男性居民的心理健康状况还在医疗服务设施密度、休闲娱乐设施密度、公共交通站点密度与即时情绪的关系中分别起到正向、负向和正向调节作用。然而，女性居民的心理健康状况仅在空气质量影响她们即时情绪状态时发挥正向调节效应。

（3）居民的心理健康状况只能针对部分地理环境要素与即时情绪之间的关系起到正向或负向调节效应，反映出心理健康的调节效应有限，并且针对不同环境要素与即时情绪关系的调节效应类型存在差别。总体上，居民的心理健康状况发挥的调节效应实质是当地理环境暴露对即时情绪有积极影响时，提升心理健康水平能增强这一积极影响，突显环境暴露的益处。而当地理环境暴露对即时情绪有负面影响时，较高的心理健康水平能缓解一部分由不良环境暴露带来的即时情绪风险，从而降低由于消极情绪导致的各类危险行为发生的可能性。因此，心理健康作为调节变量对地理环境暴露的即时情绪效应具有重要意义，改善心理健康状况是应对不良环境暴露导致情绪风险的有效途径之一。

第9章 微观空间环境暴露对即时情绪的阈值效应

本研究前述内容主要基于"居民日常活动－出行时空间背景单元"展开分析。实际上，探测人们真实暴露的更为微观的空间内环境水平对个体健康的影响也同样重要。然而，目前鲜少有研究关注与人体更密切相关的微观空间内环境健康阈值效应以及环境风险预防，缺少能切实提出如何最大限度地规避不良环境危害，以及如何减少健康风险的实践应用型研究。为解决这些局限性，本章在个体日常活动－出行的多个微观空间中选取"公交车"这一环境污染严重的典型微观空间为例，分析车厢内微环境暴露水平及其对乘客即时情绪的阈值效应，探测各个微环境要素的阈值和乘客保持良好情绪的微环境暴露水平，再将研究结果与现行有关环境标准进行对比，最后提出改善公交车微环境质量以规避风险和提升乘客即时情绪水平的具体措施。

9.1 影响即时情绪的公交车微环境暴露指标体系构建

借鉴以往文献中选用的公交车微环境指标（Koushki et al.，2002；Shek & Chan，2008；Zhang et al.，2014；Shen et al.，2016；Zhu et al.，2018），本章将温度、相对湿度、$PM_{2.5}$浓度、噪声纳入公交车微环境暴露指标体系。需要说明的是，第6、7、8章基于"日常活动－出行时空间背景单元"分析地理环境暴露的心理健康和即时情绪效应，应当考虑个体暴露于这一地理背景单元中的自然环境、建成环境和社会人文环境水平。然而，本章在探讨公交车微环境对即时情绪的阈值效应时，重点关注公交车厢内部可能影响乘客在乘车期间即时情绪的微环境要素（例如，温度、相对湿度、$PM_{2.5}$浓度、噪声）。因此，公交车厢外部的绿地、蓝色空间等自然环境要素，以及建成环境和社会人文环境要素不纳入指标体系。

从问卷调查数据中获取乘客的人口和社会经济属性、出行特征（乘车时长、座位使用）和乘车生理舒适度等指标，并作为控制变量加入模型。

9.1.1 公交车微环境指标

首先对原始采集的微环境数据进行清洗、校正和整理，再计算每位乘客在其乘车时间内各微环境指标的平均值用于后续分析。公交车厢内温度范围为 22 ~ 35 ℃，平均温度为 28.7 ℃。相对湿度在 31% ~ 66% 之间变化，平均相对湿度为 45%。车厢内 $PM_{2.5}$ 浓度范围为 5 ~ 83 $\mu g/m^3$，平均浓度为 23.46 $\mu g/m^3$，略低于 WHO 对 $PM_{2.5}$ 浓度的日均建议值（25 $\mu g/m^3$）（World Health Organization，2006）。噪声水平为 54 ~ 81 dB，平均值为 71.7 dB，大约 70% 的乘客暴露在高于 WHO 建议值（70 dB）的车内噪声环境中，这会严重损害他们的听力并影响情绪（World Health Organization，1980）。

9.1.2 问卷调查数据

问卷调查数据包括人口和社会经济属性、出行特征（乘车时长、座位使用）、乘车生理舒适度和即时情绪等。本研究中的"乘客即时情绪"是指他们在感知公交车内微环境变化所表现出的短暂心理状态，重点关注当前或瞬间的情绪而不是一段时间的体验（Sakairi et al.，2013；Zhang et al.，2020）。本研究采用国际通用的 PANAS 量表来衡量乘客的即时情绪（Watson et al.，1988）。由于在摇晃的车厢内进行问卷调查，需要考虑参与者对量表条目数量的可接受度和乘车时间的限制性。根据预调查中该量表的使用效果反馈，最终从 PANAS 量表中选取 5 个测试效果最佳的条目（心烦、恐惧、易怒、紧张、注意力集中）形成本研究的即时情绪量表。每个条目都采用 Likert-5 级评分，前 4 个条目评分从 1 分到 5 分表示"非常严重"到"完全没有"。由于第 5 个条目是积极条目，其评分从 1 分到 5 分代表"完全不集中"到"非常集中"。本研究中参与者的即时情绪评分为 7 ~ 25 分，平均分为 23.08 分。信度和效度检验显示这 5 个条目具有较高的信度和效度 [*Cronbach's* α = 0.831（ ≥ 0.700），*Kaiser-Meyer-Olkin*（*KMO*）= 0.833（ >0.700），*Sig.* = 0.000（ <0.05）]。

样本中男女比例均衡，青年人（19 ~ 44 岁）比例最高，为 67.03%；老年人占比最低，为 8.47%。参与者的乘车时长在 5 ~ 111 min 之间变化，平均乘车时长约为 28 min。绝大多数参与者都有座位，仅有 11.60% 的参与者在乘车过程中处于站立状态。生理舒适度是指乘客对公交车内微环境从生理方面（例如，人体的热平衡机能、体温调节、内分泌系统、消化器官等）

感受到的满意程度而进行的评价。本研究中乘客的生理舒适度评分为 9～30 分，分数越高代表该乘客的生理舒适度越佳。具体变量的描述性统计见表 9-1。

表 9-1　变量的描述性统计

变量			变化范围	平均值/百分比
因变量	即时情绪（分）		7～25	23.08
自变量	温度（℃）		22～35	28.7
	相对湿度（%）		31～66	45
	PM$_{2.5}$浓度（μg/m³）		5～83	23.46
	噪声（dB）		54～81	71.7
控制变量	性别	男	—	50.09%
		女	—	49.91%
	年龄	青年（19～44岁）	—	67.03%
		中年（45～59岁）	—	24.50%
		老年（≥60岁）	—	8.47%
	乘车时长（min）		5～111	28
	座位使用	有座位	—	88.40%
		站立	—	11.60%
	生理舒适度（分）		9～30	26.77

9.1.3　微环境水平区间的样本量分布

通过统计各个微环境变量不同水平区间内的乘客数量（见图 9-1），结果表明，温度、相对湿度、PM$_{2.5}$浓度和噪声的不同水平区间内样本量大致呈现正态分布，能在一定程度上保证后续非线性关系分析的可靠性。

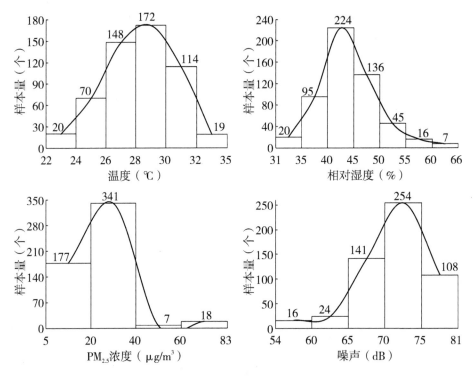

图9-1 微环境水平区间的样本量分布

9.2 公交车微环境暴露对即时情绪的阈值效应

9.2.1 分析框架

通过2.5节的文献综述以及对先前研究内容局限性的总结，本章旨在解决以往研究的不足之处。具体地，重点探讨公交微环境对乘客即时情绪的阈值效应，确定各个微环境要素的准确阈值和乘客保持良好情绪的微环境水平以及分析不良微环境的情绪风险，再将研究结果和现行有关环境标准进行对比分析（见图9-2）。同时，基于2.5节中对以往研究方法局限性的讨论，认为公交车微环境与乘客即时情绪的关系并非完全线性，传统的线性模型可能无法充分解释二者之间的复杂关系，也难以反映即时情绪状态随着微环境暴露水平不断变化而改变的动态过程。为此，本章将进行一个探索性分析，运用基于移动窗口理念的改进线性模型和随机森林算法构建的非线性模型分别展开研究。此外，进一步对比这两种模型的研究结果的精度和运算优势，这也是对以往研究方法的重要补充。

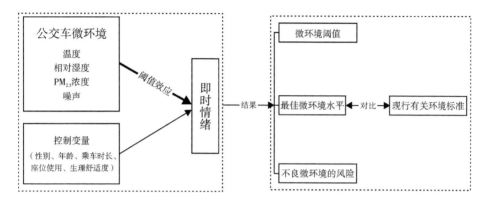

图 9 - 2　分析框架

9.2.2　研究方法

9.2.2.1　基于移动窗口理念的改进线性模型

在人们日常活动 - 出行中很难感知环境因素的某一具体值（例如，65 dB 噪声）与其临近值（例如，64 dB 或 66 dB 噪声）之间的差异。相反，人们对一定范围内环境暴露的感知更加敏感和准确。因此，部分关于环境阈值的研究通常将"阈值"定义为环境水平的某一范围（而不是某一特定点或值）（Lee et al.，2014；Kong et al.，2017；Tran et al.，2019；Zhang et al.，2020）。借鉴这些文献，运用基于移动窗口理念的改进线性模型进行分析的"阈值"是指一定范围内的微环境暴露水平。基于移动窗口理念的改进线性模型是通过将多个线性模型的结果值依次有序地连在一起，分析微环境要素与即时情绪二者之间的动态联系，从而得出微环境变量的阈值（Zhang et al.，2020）。当公交车微环境暴露水平超过这一阈值时，微环境与乘客即时情绪之间的关系将发生显著变化（通常是负相关），公交车微环境暴露水平的轻微增加将会导致乘客即时情绪的大幅恶化。

由于本研究的因变量是即时情绪评分，它直接反映了乘客在乘车过程中的即时情绪水平，这是一个连续变量，因此，选择多元线性模型作为被改进的基础模型。利用移动窗口分析理念（moving window analysis）（Gall et al.，2001；Shinzawa et al.，2006；Dhakal et al.，2015；Gu et al.，2017；Zhang et al., 2020)，将某一微环境要素的暴露水平范围（a，b）（a 为最小值，b 为最大值）根据固定窗口值 c 和步长 d 划分为多个水平区间。具体方式如下：

（1）有针对性地为每个微环境要素的暴露水平设置固定窗口值 c 和步长 d。

（2）按预设规则（$a+n\times d$，$a+c+n\times d$）将微环境暴露水平（a，b）划分为（$a+0\times d$，$a+c+0\times d$）、（$a+1\times d$，$a+c+1\times d$）、（$a+2\times d$，$a+c+2\times d$）、（$a+3\times d$，$a+c+3\times d$）、……（$a+n\times d$，$a+c+n\times d$），共 $n+1$ 个水平区间，直至 $a+c+n\times d=b$ 时停止划分，n 为自然数。

（3）为每个微环境要素划分出的每个区间范围，建立独立的线性关系模型：

$$Y_{(a+n\times d,\ a+c+n\times d)} = f(X_{(a+n\times d,\ a+c+n\times d)}) \tag{9-1}$$

式中，$f(X)$ 是多元线性模型，X 是微环境要素，Y 是微环境要素各个区间范围对应的即时情绪。

（4）将上一步骤中微环境要素的每个区间的独立线性关系模型的分析结果（β 和 $Sig.$）按区间顺序依次相连。

当重点分析一个特定微环境要素与即时情绪的关系时，需要控制其余微环境要素和其他变量。

已有研究表明，4 ℃ 是划分温度等级的合适尺度，用以探索温度变化（例如，22 ～ 26 ℃ 和 26 ～ 30 ℃）下人们的舒适度和工作效率的变化（黄志超，2015）。因此，设置固定窗口值为 4 ℃，步长为 1 ℃，从而划分出 10 个温度范围（22 ～ 26 ℃、23 ～ 27 ℃、24 ～ 28 ℃……31 ～ 35 ℃）。为分析相对湿度对人体舒适度和热感知的影响，先前研究选择了 10% 或 20% 作为划分相对湿度水平的合适尺度（谈美兰，2015）。基于此，本研究选用 15%（10% 和 20% 的平均值）设置为固定窗口值，并将 1% 作为步长，进而划分出 21 个相对湿度范围（31% ～ 46%、32% ～ 47%、33% ～ 48%……51% ～ 66%）。本研究将 10 μg/m³ 作为划分 $PM_{2.5}$ 浓度的固定窗口值，以 1 μg/m³ 作为步长，划分出 26 个 $PM_{2.5}$ 范围（5 ～ 15 μg/m³、6 ～ 16 μg/m³、7 ～ 17 μg/m³……29 ～ 39 μg/m³ 和 30 ～ 83 μg/m³[①]）。WHO 的报告显示 14 dB 是划分听觉感知和损伤程度的值，例如，26 ～ 40 dB、41 ～

---

① 为保证模型的样本量，将 30 ～ 83 μg/m³ 设置为一个区间。

55 dB 和 56 ～ 70 dB 的噪声可能分别导致轻度、中度和中重度听力障碍（World Health Organization，1980）。因此，本研究将 14 dB 设置为固定窗口值，1 dB 设置为步长，然后划分出 14 个噪声范围（54 ～ 68 dB、55 ～ 69 dB、56 ～ 70 dB……67 ～ 81 dB）。

　　建立各个微环境水平区间的独立模型。以噪声为例，针对 14 个噪声水平范围（54 ～ 68 dB、55 ～ 69 dB、56 ～ 70 dB……67 ～ 81 dB）分别建立 14 个独立的噪声线性模型。本研究在控制了其余微环境要素和其他变量后，重点研究这 14 个模型中噪声水平范围与即时情绪之间的动态关系。进一步分析公交车内噪声对乘客即时情绪的阈值效应，确定噪声阈值和乘客的声环境暴露水平建议值。类似地，分别建立了 10 个温度模型、21 个相对湿度模型和 26 个 PM$_{2.5}$浓度模型，用于检验阈值效应、测算准确阈值和微环境暴露水平建议值，以及分析乘客的微环境暴露风险。本研究构建的每个模型的样本量都远远大于 30 个（回归分析的最小样本量），确保了模型运行的有效性和稳定性（Hogg & Tannis，2005；Chang et al.，2006；Ramirez & Cox，2012；Olive，2017）。为能更清晰地展示研究结果，9.2.3 节中的表 9 – 2、表 9 – 3、表 9 – 4 和表 9 – 5 中仅显示重点分析的特定微环境要素与即时情绪的回归估计结果。每个模型的总体显著性都为 0.000。

9.2.2.2　基于随机森林构建非线性模型

　　随机森林（Random Forest）采用 Bootstrap 重抽样方法，由一系列决策树模型 $\{h(X,\theta_k)$，$k = 1,2,3,\cdots\cdots\}$ 组成，其中，X 是自变量，θ 是随机向量，k 代表决策树的数量。该算法具有预测误差小、稳健性强以及有效防止变量共线性等优点（Breiman，2001）。当预测变量为数值型变量时，则可以构建非线性回归模型。假设训练集是选自随机向量 Y、X 的独立分布集，任何数值预测值 $h(X)$ 的均方泛化误差为：

$$E_{X,Y}\left(Y - h(X)\right)^2 \qquad (9 - 2)$$

　　随机森林回归的预测值是 k 棵树的 $\{h(X,\theta_k)\}$ 的平均值，其具有以下性质：

　　（1）当 $k \to \infty$ 时：

$$E_{X,Y}\left(Y - \alpha v_k\, h(X,\theta_k)\right)^2 \to E_{X,Y}\left(Y - E_\theta\, h(X,\theta_k)\right)^2 \qquad (9 - 3)$$

（2）若对于所有 θ，$E(Y) = E_X h(X, \theta_k)$，则有：

$$PE^*(forest) \leqslant \bar{\rho} PE^*(tree) \tag{9-4}$$

式中，$PE^*(tree) = E_\theta E_{X,Y}(Y - h(X, \theta_k))^2$；$\bar{\rho}$ 为残差 $Y - h(X, \theta_k)$ 和 $Y - h(X, \theta'_k)$ 的相关系数，θ_k 与 θ'_k 相互独立。

本研究采用随机森林算法构建非线性回归模型，可以有效揭示公交车微环境变量与乘客即时情绪之间的非线性关系，并评估各微环境要素影响即时情绪的重要程度。随机森林的两个重要参数 mtry 和 ntree 将直接影响建模效果。其中，mtry 指在决策树的每次分支时所选择的变量个数，该参数在回归模型中一般选取为变量个数的三分之一，可以有效降低模型的预测错误率（Breiman，2001；陈奕佳，2015）。因此，本研究选取 mtry 为 3。参数 ntree 是指随机森林所包含的决策树数目，该参数通常设定为 500 或 1000，可使建模效果较佳（陈奕佳，2015）。结合本研究实际样本和变量情况，选取 500 作为建模的 ntree 值。

9.2.3 结果分析

9.2.3.1 基于移动窗口理念的改进线性模型的研究结果

（1）温度。总体来看，在第 1、7 和 8 模型中，温度与乘客即时情绪之间存在显著的正相关关系（见表 9-2）。然而，从第 9 个模型（30 ～ 34 ℃）开始，温度与即时情绪之间开始呈显著的负相关关系，并且随着温度的升高，二者的负相关显著性也有所提升。

表 9-2　温度模型的回归估计

温度模型	温度范围（℃）	样本量（个）	R^2	β	Sig.
1	22 ～ 26	90	0.517	0.265 ***	0.007
2	23 ～ 27	167	0.352	- 0.008	0.916
3	24 ～ 28	230	0.298	0.009	0.890
4	25 ～ 29	301	0.356	- 0.090	0.108
5	26 ～ 30	364	0.359	- 0.043	0.373
6	27 ～ 31	395	0.329	0.064	0.173
7	28 ～ 32	352	0.322	0.114 **	0.017

续表9－2

温度模型	温度范围（℃）	样本量（个）	R^2	β	Sig.
8	29 ～ 33	299	0.339	0.098**	0.049
9	30 ～ 34	220	0.280	－ 0.125**	0.041
10	31 ～ 35	133	0.259	－ 0.179**	0.024

注：数字右上角标 ＊ 、 ＊＊ 、 ＊＊＊ 分别表示在10％、5％、1％水平上显著。

图9－3描述了10个模型中温度与即时情绪关系的系数（β）和显著性水平（Sig.）的变化，发现温度对即时情绪有明显的阈值作用。30 ～ 34 ℃为公交车内温度的阈值，表明当温度达到该范围（30 ～ 34 ℃）时，乘客即时情绪明显恶化，同时，随着温度的不断升高，即时情绪恶化更剧烈。为确保乘客在公交车乘车过程中有一个良好的心情，公交车厢内的温度不应超过30 ℃。

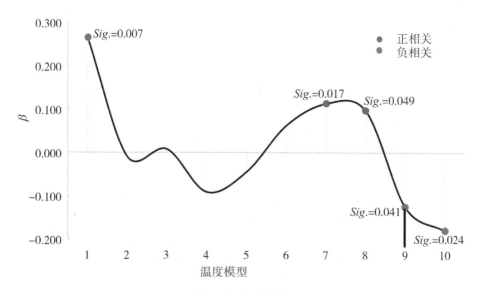

图9－3　温度阈值

（2）相对湿度。总体上，相对湿度和即时情绪呈现先负相关后正相关的趋势（见表9－3）。相对湿度在第2个和第3个模型中与乘客即时情绪呈显著的负相关关系，而从第13个相对湿度范围（43％ ～ 58％）至第17个相对湿度范围（47％ ～ 62％），二者呈正相关关系。

表9-3　相对湿度模型的回归估计

相对湿度模型	相对湿度范围（%）	样本量（个）	R^2	β	Sig.
1	31～46	392	0.303	-0.073	0.145
2	32～47	422	0.299	-0.102**	0.035
3	33～48	440	0.316	-0.101**	0.037
4	34～49	462	0.321	-0.055	0.225
5	35～50	469	0.313	-0.033	0.477
6	36～51	470	0.323	-0.013	0.768
7	37～52	476	0.326	0.002	0.953
8	38～53	470	0.332	0.023	0.578
9	39～54	464	0.330	0.037	0.382
10	40～55	444	0.322	0.039	0.373
11	41～56	406	0.341	0.054	0.217
12	42～57	370	0.329	0.038	0.417
13	43～58	324	0.384	0.103**	0.032
14	44～59	288	0.374	0.148***	0.004
15	45～60	243	0.367	0.135**	0.016
16	46～61	198	0.399	0.172***	0.004
17	47～62	145	0.426	0.172**	0.013
18	48～63	116	0.506	0.084	0.251
19	49～64	100	0.380	-0.026	0.783
20	50～65	77	0.284	-0.222	0.070
21	51～66	68	0.294	-0.212	0.134

注：数字右上角标 * 、** 、*** 分别表示在10%、5%、1%水平上显著。

从图9-4中也发现，在第13个至第17个相对湿度范围内，乘客在乘车途中往往会有较好的即时情绪，因此，公交车乘客的最佳相对湿度暴露水平应为43%～62%。

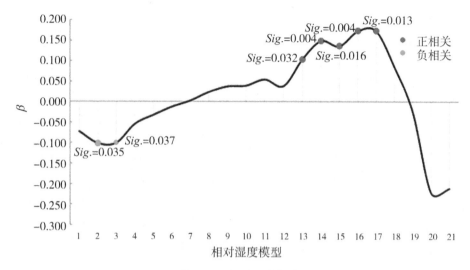

图 9 - 4　相对湿度阈值

（3）PM$_{2.5}$浓度。从表 9 - 4 的 PM$_{2.5}$浓度模型的回归估计结果发现，除了第 24 个模型，其余模型中公交车厢内 PM$_{2.5}$浓度与乘客即时情绪之间的关系不存在统计学意义上的显著性，因而，采用基于移动窗口理念的改进线性模型分析得出公交车内部 PM$_{2.5}$浓度对乘客即时情绪可能不存在阈值效应。

表 9 - 4　PM$_{2.5}$浓度模型的回归估计

PM$_{2.5}$浓度模型	PM$_{2.5}$浓度范围（μg/m³）	样本量（个）	R^2	β	$Sig.$
1	5～15	104	0.393	0.135	0.149
2	6～16	110	0.322	0.103	0.273
3	7～17	115	0.341	0.005	0.958
4	8～18	114	0.364	0.041	0.638
5	9～19	118	0.366	-0.002	0.979
6	10～20	134	0.311	0.008	0.922
7	11～21	181	0.302	-0.069	0.304
8	12～22	231	0.251	-0.019	0.758
9	13～23	249	0.248	-0.058	0.325
10	14～24	263	0.269	-0.097	0.077
11	15～25	267	0.262	-0.058	0.285

续表 9 - 4

PM$_{2.5}$浓度模型	PM$_{2.5}$浓度范围（μg/m³）	样本量（个）	R^2	β	Sig.
12	16 ~ 26	269	0.259	- 0.030	0.576
13	17 ~ 27	264	0.251	0.024	0.669
14	18 ~ 28	272	0.243	- 0.053	0.366
15	19 ~ 29	301	0.246	0.032	0.574
16	20 ~ 30	315	0.260	0.012	0.831
17	21 ~ 31	302	0.276	0.006	0.911
18	22 ~ 32	250	0.287	- 0.041	0.522
19	23 ~ 33	206	0.355	- 0.055	0.384
20	24 ~ 34	185	0.376	0.019	0.769
21	25 ~ 35	167	0.329	- 0.017	0.811
22	26 ~ 36	152	0.311	0.015	0.853
23	27 ~ 37	143	0.390	0.078	0.386
24	28 ~ 38	137	0.453	0.176**	0.046
25	29 ~ 39	115	0.439	0.148	0.153
26	30 ~ 83	99	0.490	- 0.016	0.868

注：数字右上角标 *、**、*** 分别表示在10%、5%、1%水平上显著。

（4）噪声。表 9 - 5 显示，前 11 个噪声模型中噪声与乘客即时情绪的关系不存在统计学意义上的显著性。然而，在第 12 个模型（65 ~ 79 dB）中，二者之间呈现显著的负相关关系。此后，噪声与即时情绪之间关系的显著性水平随噪声的增加而稳步上升。

表 9 - 5　噪声模型的回归估计

噪声模型	噪声范围（dB）	样本量（个）	R^2	β	Sig.
1	54 ~ 68	110	0.396	0.008	0.922
2	55 ~ 69	140	0.421	0.037	0.606
3	56 ~ 70	180	0.441	0.054	0.389
4	57 ~ 71	220	0.403	0.050	0.393
5	58 ~ 72	281	0.354	0.087	0.084

续表 9 - 5

噪声模型	噪声范围（dB）	样本量（个）	R^2	β	Sig.
6	59 ～ 73	347	0.338	0.079	0.086
7	60 ～ 74	385	0.347	0.004	0.933
8	61 ～ 75	419	0.318	- 0.005	0.908
9	62 ～ 76	454	0.320	- 0.006	0.884
10	63 ～ 77	479	0.331	- 0.045	0.243
11	64 ～ 78	502	0.329	- 0.061	0.107
12	65 ～ 79	512	0.312	- 0.098 **	0.011
13	66 ～ 80	502	0.305	- 0.103 ***	0.008
14	67 ～ 81	485	0.307	- 0.119 ***	0.003

注：数字右上角标 *、**、*** 分别表示在 10%、5%、1% 水平上显著。

如图 9 - 5 所示，噪声对乘客的即时情绪具有阈值效应，公交车内噪声一旦达到 65 ～ 79 dB，就会对乘客即时情绪产生风险，随着噪声水平的提高，乘客即时情绪状况会越来越差。因此，65 ～ 79 dB 为公交车内噪声水平的阈值。为尽可能减小噪声对即时情绪的危害，建议将公交车内噪声水平控制在 65 dB 之下。

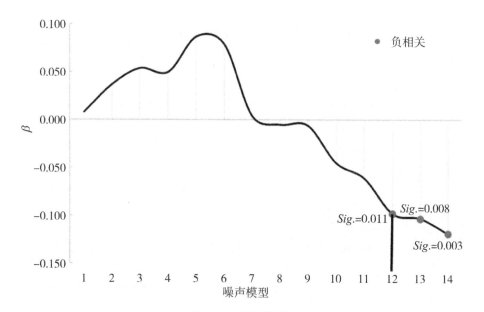

图 9 - 5　噪声阈值

9.2.3.2 基于随机森林构建非线性模型的研究结果

（1）影响即时情绪的微环境重要性评价。重点分析公交车微环境变量对乘客即时情绪的非线性影响，并控制其他可能影响即时情绪的变量（性别、年龄、乘车时长、座位使用和生理舒适度）。非线性模型的整体解释度为30.04%，以IncMSE反映自变量对模型的贡献，IncMSE值越大，则代表该自变量越重要且对即时情绪的影响也越大。由表9-6可知，公交车微环境变量中噪声水平对乘客即时情绪的影响最大（11.89%），其次是相对湿度（10.36%）、$PM_{2.5}$浓度（7.23%），而温度对即时情绪的影响程度相对较小（6.59%）。这表明公交车厢内的噪声水平更可能显著影响乘客的即时情绪。在控制变量中，乘客在乘车期间的生理舒适度对他们即时情绪的影响较大（45.67%），这一点是众所周知的，即人们的身体状况会在较大程度上影响其心理状况和情绪水平。但这不是本研究关注的重点，因此不再进行更深入的探讨。

这一分析结果有助于明确影响乘客即时情绪的更关键的公交车内微环境要素，能为有效优化车厢内更重要的微环境要素以改善即时情绪状态提供思路。尽管公交车内微环境要素对即时情绪的总影响程度要低于其他变量的总影响，但相比每个乘客特有的且难以改变的个人属性或出行特征，车内微环境暴露水平更容易通过优化而变得更佳，进而对乘客在乘车期间的即时情绪产生积极效应。

表9-6　影响乘客即时情绪的变量重要性评价

变量	IncMSE（%）
温度	6.59
相对湿度	10.36
$PM_{2.5}$浓度	7.23
噪声	11.89
性别	0.69
年龄	2.90
乘车时长	0.28
座位使用	3.26
生理舒适度	45.67

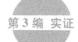

（2）公交车微环境对即时情绪的非线性影响分析。图 9-6 显示了公交车内微环境变量与乘客即时情绪之间关系的非线性回归拟合结果，在控制模型中其他变量后，公交车内微环境变量对即时情绪的影响呈现出显著的非线性和复杂性特征。由于非线性图在反映微环境变量与即时情绪之间的关系时存在局部波动性，因此，下文在探讨二者的关系时将整体分析非线性图呈现的关系变化趋势。

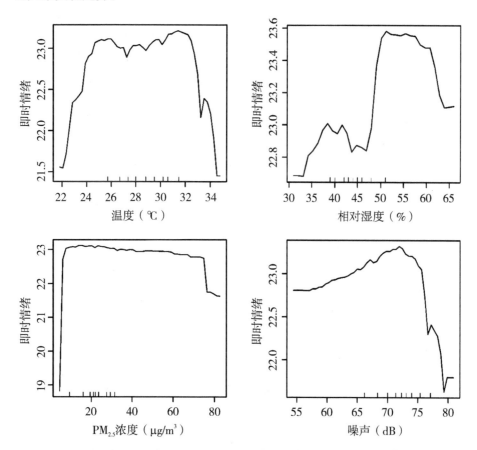

图 9-6　公交车微环境与乘客即时情绪的非线性回归拟合结果

温度和乘客即时情绪之间的关系呈现三个阶段的明显变化。当温度在 22 ～ 25 ℃范围内，二者呈现正相关关系，随着温度的上升，即时情绪水平大幅增加。当温度在 25 ～ 31 ℃范围内，即时情绪水平有轻微波动，但整体较为稳定。当温度高于 31 ℃这一阈值，乘客的即时情绪水平大幅下降。这表明较为适宜的车内温度（25 ～ 31 ℃）有助于乘客保持良好的情绪，而温度较低或过高都会对即时情绪产生消极影响。相对湿度与即时情绪整体呈现先正相关后负相关的关系。随着相对湿度水平从31%逐渐上升到51%，乘客的即时情绪水平也呈现波动式上升趋势并在相对湿度为51%时达到峰值。然而，当相对湿度高于51%且持续上升时，乘客的即时情绪水平开始呈现下降趋势，并且相对湿度超过60%这一阈值时，即时情绪水平剧烈下降。总体来说，当车厢内的相对湿度在49%～60%范围内有益于乘客保持良好的情绪状态；反之，不适宜的相对湿度环境也可能给他们的即时情绪带来负面影响。$PM_{2.5}$浓度与乘客即时情绪水平大致呈现负相关关系，当$PM_{2.5}$浓度在5～75 $\mu g/m^3$ 范围内，随着$PM_{2.5}$浓度增加，即时情绪水平略微下降。但当$PM_{2.5}$浓度大于75 $\mu g/m^3$ 这一阈值，即时情绪水平开始大幅下降。因此，将$PM_{2.5}$浓度控制在75 $\mu g/m^3$ 以下，对公交车乘客即时情绪的负面影响较小。噪声对乘客即时情绪的影响较大，二者整体呈现先正相关后负相关的关系。当车厢内噪声大于72 dB这一阈值时，随着噪声的进一步增大，情绪水平大幅降低。公交车乘客身处嘈杂的车厢环境中会严重危害他们的情绪和健康。

9.2.3.3　两种模型结果对比与分析

本章尝试运用基于移动窗口理念的改进线性模型和随机森林算法构建的非线性模型，分别探讨公交车微环境暴露对乘客即时情绪的阈值效应。在前者分析中认为，影响即时情绪的阈值更可能是环境水平的"一个区间范围"，因为人们对一定范围环境暴露的感知比对一个具体的环境数值点更加敏感。同时，在划分微环境水平区间时，尽可能以最小单位"1"作为步长，从而准确捕捉因每一个微环境水平区间和其相邻区间之间的微小变化而产生的对即时情绪影响结果的改变。运用后者能拟合复杂的非线性关系，可以更精确地剖析微环境暴露与即时情绪之间的动态关系。也可以识别和量化各微环境要素影响乘客即时情绪的相对重要性，这对有针对性地改善微环境水平有重要意义。

通过比较两种模型的解释度以及对微环境阈值和乘客微环境暴露水平建议值的研究结果（见表9－7），可以发现，两种模型的整体解释度大致相等，都在30%左右，但对微环境阈值和乘客微环境暴露水平建议值的分析结果存在差异。对温度和噪声而言，运用基于移动窗口理念的改进线性模型分析得出的阈值分别为30～34 ℃和65～79 dB。而运用随机森林构建的非线性回归模型分析得出的温度和噪声阈值分别为31 ℃和72 dB，大致是前者模型结果30～34 ℃和65～79 dB的中间值。采用基于移动窗口理念的改进线性模型未能准确地探测出相对湿度和$PM_{2.5}$浓度的阈值，但随机森林构建的非线性回归模型研究结果表明这两个微环境变量对即时情绪产生阈值效应，准确阈值分别为 60% 和 75 $\mu g/m^3$，这在一定程度上反映出基于随机森林构建的非线性模型能更好地捕捉到环境阈值效应。此外，对比两种模型分析得出的微环境暴露水平建议值可知，运用非线性回归模型得出更精确的最佳温度暴露水平（25 ～ 31 ℃），而基于移动窗口理念的改进线性模型分析结果则表明温度低于 30 ℃ 有助于乘客保持良好的即时情绪状态，由于没有界定温度水平的区间范围，导致这一结果的可参考性不高。这是由于以"温度、相对湿度"和"$PM_{2.5}$浓度、噪声"为代表的两类微环境要素对人体影响存在本质区别，对前一类微环境要素而言，并不是暴露水平越低，其产生的影响越积极。事实上，当温度过低时，对人们健康和情绪更可能有负面影响，因此，需要界定一个适宜的温度水平区间。相反地，对于后一类微环境要素来说，尽可能降低其暴露水平有益于人们的身心健康。两种模型分析得出的最佳相对湿度暴露水平分别是 43% ～ 62% 和 49% ～ 60%，二者存在重叠部分。运用随机森林构建的非线性回归模型对 $PM_{2.5}$ 浓度与即时情绪的非线性相关分析发现，$PM_{2.5}$ 浓度低于 75 $\mu g/m^3$ 能减少其对乘客即时情绪的消极影响。两种模型分析得出的声环境暴露水平建议值存在明显差异，分别为低于 65 dB 和低于 72 dB。

从研究结果的完整度和精准性来看，基于随机森林算法构建的非线性回归模型更适合分析公交车微环境要素与乘客即时情绪之间的动态联系，从而进一步确定环境阈值效应、微环境要素的准确阈值以及微环境暴露水平建议值。因此，将这一模型的研究结果用于 9.3 节中与现行有关环境标准进行对比。

表 9-7　两种模型结果对比

变量	基于移动窗口理念的改进线性模型			随机森林非线性回归模型		
	解释度	阈值	微环境暴露水平建议值	解释度	阈值	微环境暴露水平建议值
温度	31.14%	30 ～ 34 ℃	< 30 ℃	30.04%	31 ℃	25 ～ 31 ℃
相对湿度	31.69%	—	43% ～ 62%		60%	49% ～ 60%
$PM_{2.5}$浓度	28.53%	—	—		75 $\mu g/m^3$	< 75 $\mu g/m^3$
噪声	33.04%	65 ～ 79 dB	< 65 dB		72 dB	< 72 dB

9.3　研究结果与现行环境标准对比

目前，我国还未出台针对公交车内多种微环境水平的标准或规范。因此，将本章分析结果与现有的部分相关环境标准进行对比。需要将公交车内温度控制在 25～31 ℃，有助于乘客在公交车出行过程中保持最佳的即时情绪，这一温度范围略高于中国夏季室内温度标准（22～28 ℃）（《室内空气质量标准（GB/T 18883－2002）》）。一方面，这反映出公交车乘客对车厢内的高温环境具有较高的忍耐度；另一方面，也反映出车厢内的空调工作效率可能不高。对于相对湿度来说，49%～60% 是乘客拥有良好情绪状态的相对湿度暴露水平。基于此，本研究建议将相对湿度保持在 49%～60%。这一相对湿度水平范围（49%～60%）相比我国夏季室内相对湿度标准（40%～80%）（《室内空气质量标准（GB/T 18883－2002）》）更加精准，也更符合乘客的真实感受。为保证公交乘客拥有较稳定和积极的即时情绪状态，建议将公交车厢内 $PM_{2.5}$ 浓度控制在 75 $\mu g/m^3$ 以下。我国《环境空气质量标准（GB 3095－2012）》规定交通区域的 $PM_{2.5}$ 浓度不应超过 75 $\mu g/m^3$，这一环境标准和本研究关于公交车厢内 $PM_{2.5}$ 浓度建议值一致。此外，本研究建议将噪声水平控制在 72 dB 以下，以避免噪声对乘客在乘车期间的即时情绪产生危害。然而，这一建议值（<72 dB）低于中国《客车车内噪声限值及测量方法（GB/T 25982－2010）》中对后置发动机型客车的车内噪声限值（84 dB）。此外，乘客在公交车厢内的情绪感知可能比他们的听觉对噪声更敏感。

上述分析揭示了通过随机森林建模的研究结果与现行部分相关环境标准的差异。与现行环境标准相比，本研究提出的公交车微环境水平建议值更贴近乘客的真实体验和情绪感受。然而，多种现行环境标准或规范并不完全适用于公交车内的微环境，并且政策制定者和交通规划者还未从乘客的心理感受和情绪状态这一方面考虑为公交车内的各种微环境要素制定具体的建议标准。

9.4　本章小结

本章以"公交车"这一环境污染严重的典型微观空间为例，在广州市 6 条典型公交线路上同时收集车厢内实时微环境数据和 543 名乘客的问卷调查数据，分别运用基于移动窗口理念的改进线性模型和随机森林算法构建的非线性回归模型探究公交车微环境暴露对乘客即时情绪的阈值效应。进一步确定多个微环境要素的准确阈值以及乘客的微环境暴露水平建议值，最终提出减少微环境污染风险以及提升乘客即时情绪水平的对策建议。主要发现与结论如下。

（1）基于移动窗口理念的改进线性模型能捕捉一定环境水平范围的微小变化导致的阈值效应结果的改变。基于随机森林算法构建的非线性模型能精准描述公交车微环境暴露与乘客即时情绪之间的非线性关系，并量化各个微环境要素影响即时情绪的相对重要性。总体来说，两种模型都可以用于研究环境健康的阈值效应，但就研究结果的完整度和精准度而言，基于随机森林算法构建的非线性模型分析得出的阈值效应及其相关结果更全面准确，因此，主要总结该模型得出的研究结果和结论。

（2）各个微环境要素影响即时情绪的重要程度有一定差异。噪声水平和相对湿度对乘客即时情绪的影响较大，相对重要程度分别为 11.89% 和 10.36%。$PM_{2.5}$ 浓度（7.23%）和温度（6.59%）对即时情绪的影响程度相对较小。这一研究结果有助于规划者和政策制定者了解影响公交车内乘客即时情绪的更关键的环境因素，为有针对性地改善车内更关键的环境因素从而减少乘客情绪风险提供思路。

（3）总体上，公交车内温度、相对湿度、$PM_{2.5}$ 浓度和噪声这四个微环境要素都对乘客即时情绪产生阈值效应，但作用机制各不相同。它们的具体阈值分别为 31 ℃、60%、75 μg/m³ 和 72 dB。当车内温度为 25 ~ 31 ℃、相对湿度为 49% ~ 60%、$PM_{2.5}$ 浓度 <75 μg/m³、噪声 <72 dB 时，有助于乘客保持良好的即时情绪状态，减少不良微环境暴露造成的情绪危害。

（4）当前我国还未出台针对公交车内多种微环境水平的标准或规范。将本研究的分析结果与现行有关环境标准进行对比，发现二者存在一些差异。其中，公交车内最佳温度范围（25 ~ 31 ℃）略高于我国夏季室内温度标准（22 ~ 28 ℃），最佳相对湿度（49% ~ 60%）相比我国夏季室内相对湿度标准更精准（40% ~ 80%）。而车厢内 $PM_{2.5}$ 浓度建议值（ <75 μg/m³）与我国交通区域的 $PM_{2.5}$ 浓度标准（ <75 μg/m³）一致，车内声环境水平建议值（ <72 dB）低于我国后置发动机型客车车内噪声限值（84 dB）。

为进一步推进"公共交通优先"，改善公交车乘客即时情绪以及避免微环境污染造成的情绪风险，有必要对公交车内微环境进行优化，并在达到微环境阈值之前采取紧急措施。因此，提出以下预防及治理措施，为政策制定者、交通规划者和公交运营商提供参考。首先，调节车厢内空调温度以获得舒适的冷热环境，并通过安装加湿器来控制和调节车厢内的相对湿度。其次，通过优化公交空调系统循环设置，加快气流速度，使车厢内部的空气循环流动更加充分，从而起到降低温度和增大湿度的作用。再次，可以通过调整空调布局及通风状况来改变颗粒物扩散分布情况，从而有效降低颗粒物聚集区域的浓度，也可以通过更新或清洗空调过滤器滤网以及使用空气净化器来降低车内颗粒物浓度。为减少发动机等机械噪声，需定期检查、维修或更换老旧发动机。最后，可以在公交车厢内设置实时微环境监测仪对微环境进行连续的实时监测。再将监测仪、公交车软硬件系统与空调系统相结合，当微环境暴露水平不在建议值范围内时，通过软件系统确定空调调节指令并将其传递给空调机组，从而对空调设置进行调整，保证将车厢内微环境暴露水平控制在建议值范围内，以此减少不良微环境暴露对乘客即时情绪的危害。

第 4 编 结论

第 10 章　结论与讨论

10.1　研究结论

本研究深化"时空行为－地理环境暴露－健康"研究框架，进一步形成"个体时空行为－时空间地理背景－多维度地理环境暴露－心理健康与即时情绪－环境风险防控与健康促进措施"研究脉络，选取广州市为研究区域，深入探讨时空行为视角下多维度地理环境暴露对居民"长期形成的心理健康"与"短暂产生的即时情绪"的影响。首先，分析当前居民心理健康与即时情绪水平及其静态空间特征和人群分异特征，明确了开展针对心理健康和即时情绪研究的紧迫性。其次，揭示居民时空行为特征及真实地理背景单元，进而测度不同地理背景单元的环境暴露水平及其差异，阐述了基于"静态背景单元"研究的局限性以及从个体时空行为视角研究的必要性。再次，重点探讨时空行为视角下多维度地理环境（自然环境、建成环境、社会人文环境）暴露分别对居民心理健康与即时情绪的影响机制。基于此，分析时空行为视角下地理环境暴露、心理健康、即时情绪这三者之间的互动关系，关注心理健康在地理环境暴露影响即时情绪这一过程中发挥的调节效应。最后，探讨与个体更密切相关的微观空间内环境暴露水平及其对即时情绪的阈值效应，测算各个微环境要素的准确阈值并明确微环境暴露水平建议值，进而提出改善微环境、降低微环境污染风险和提升即时情绪水平的建议。研究结论包括以下六个方面。

（1）居民心理健康与即时情绪水平特征及人群分异。通过分析当前居民心理健康与即时情绪水平，并描述各自呈现的空间分异特征和人群分异特征，深刻揭示开展居民心理健康和即时情绪研究的紧迫性，以及探讨导致居民心理健康问题和情绪状态不佳的地理环境要素的必要性。具体研究结论如下：居民的心理健康水平低于他们的生理健康水平和社会健康水平，同时也远低于全国居民心理健康水平。居民的心理健康状况较差，近六成人有心理健康问题和不良的精神状态。不同空间区位的社区居民的心理健康水平差异显著，大体呈现出西部高、东部低的空间差异态势。不同年龄、不同婚姻状况、不同户口状态、不同就业状况、不同文化程度和不同家庭月收入的居民的心理健康水平存在明显差异，青年人、单身人士、拥有广州户口、就业居民和文化程度高的居民的心理健康状况相对更好。另外，对以往鲜少关注的个体即时情绪进行分析，居民在工作日的即时情绪水平略低于休息日。工作日内居民在出行路径和居住地的即时情绪状况较好，而休息日内居民在其他活动地的即时情绪更积极。仅有不同性别居民的即时情绪水平存在显著的人群分异特征，女性的即时情绪水平高于男性。

（2）居民时空行为特征和地理环境暴露差异。通过深入剖析居民的时空行为特征，可以发现人们实际经历的日常活动－出行背景单元存在"时间性"和"空间性"，并不局限于静态背景单元（尤其是居住地及其周边缓冲区）。进而构建居民日常活动－出行时空间背景单元并测算多维度地理环境暴露水平，补充了以往缺少对"人"这一时空行为主体的实际活动－出行背景单元和地理环境暴露水平的考量。具体研究结论如下：对活动－出行类型而言，人们生活型（家庭事务）和生存型（工作或业务、个人事务）活动占据一天中的大部分时间，从活动－出行空间来看，人们在居住地以外的活动－出行空间内停留时长约占一天 24 h 的一半以上。居民各类活动/出行的时间集聚特征、空间集聚特征、时空分布密度以及时空集聚特征存在差异，不仅在居住地及其周边，也会在其他活动空间形成集聚核或呈高密度分布。因此，本研究的发现也证实了以往文献基于"静态背景单元（尤其是居住地及其周边缓冲区）"评估地理环境暴露的健康效应可能存在局限性。因过于强调"静态背景单元"发挥的地理背景效应，忽视个体实际经历的"时空间背景单元"，从而导致研究结果偏差。不同心理健康水平居民的活动－出行时空特征存在差异，心理健康水平较高的居民的活动－出行轨迹范围较广、远距离出行较多并且持续时间较长。此外，不同活动－出行时空间背景单元内的个体地理环境暴露水平存在显著差异。

（3）时空行为视角下居民地理环境暴露的心理健康效应。从时空行为视角出发，探讨个体活动－出行时空间背景单元内的多维度地理环境暴露水平对心理健康的影响程度和作用机制。具体研究结论如下：基于不同活动－出行时空间背景单元测算的地理环境暴露水平对心理健康的影响程度不同。仅考虑"空间"维度背景单元时，居住地缓冲区的地理环境暴露对心理健康水平的解释程度最高。而考虑"时空间"维度背景单元时，"居住地缓冲区＊时间"这一背景单元内地理环境暴露的解释力度比"居住地缓冲区"略微下降。相反，"活动－出行缓冲区＊时间"这一背景单元的地理环境暴露水平对心理健康的解释程度相比于"活动－出行缓冲区"得到最显著的提升。这表明"时间"维度能在一定程度上减弱居住地缓冲区内环境暴露对心理健康的影响程度，避免因基于居住地缓冲区这一静态背景单元而高估了实际的环境健康效应。强调了在考虑日常活动－出行"空间"背景单元时，同时关注"时间"的重要性。因此，基于"活动－出行缓冲区＊时间"能全面反映个体实际经历的时空间背景单元，也能更准确地评估地理环境暴露的心理健康效应。各维度地理环境暴露对心理健康影响存在明显差异，自然环境在"空间＊时间"背景单元内对心理健康的影响较大，建成环境在"空间"背景单元内的心理健康效应更显著，良好的社会人文环境则在各个背景单元内均能促进心理健康水平。最后，各个环境指标对心理健康的影响机制不同，有些环境指标仅在某些特定背景单元内作用于心理健康。

（4）时空行为视角下居民地理环境暴露的即时情绪效应。基于个体日常活动－出行的不同空间背景单元测算地理环境暴露水平，进而在活动－出行空间不确定视角下分析地理环境暴露对即时情绪的影响机制。另外，探讨活动－出行时间不确定视角下地理环境暴露对即时情绪产生的时滞效应、累积效应和即时效应。具体研究结论如下：在工作日，不同活动－出行空间背景单元内的地理环境暴露均会影响居民即时情绪，居住地缓冲区的地理环境暴露对即时情绪水平变化的解释度最高。而在休息日，居民即时情绪受到居住地缓冲区内地理环境暴露的影响减少，受到其他活动地缓冲区内地理环境暴露的影响增加，这与工作日显著不同。居民即时情绪受到不同活动－出行空间背景单元内各维度环境暴露的影响存在差异，自然环境的即时情绪效应最显著，建成环境次之。此外，居民活动－出行过程中的地理环境暴露对他们的即时情绪产生的即时效应最显著，时滞效应和累积效应较弱，表明人们的情绪状态更容易受到他们当前接触的地理环境的影响。在不同活动－出行的时间效应背景下，自然环境对即时情绪的影响程度较大，建成环境次之，各个环境指标对即时情绪的具体作用机制也存在差异。通过对比具体环境要素的心理健康和即时情绪效应可知，心理健康更多地受到建成环境和社会人文环境的影响，而自然环境对即时情绪的效应更显著。

（5）时空行为视角下地理环境暴露对即时情绪的影响：心理健康的调节效应。本研究关注地理环境暴露、长期形成的心理健康、短暂产生的即时情绪这三者之间的互动关系，创新地探讨全体/不同性别居民心理健康在日常活动－出行的多维度地理环境暴露影响即时情绪这一过程中发挥的调节效应，明确具体的调节效应类型、调节程度和调节机制。具体研究结论如下：全体居民、男性居民和女性居民的心理健康发挥的调节效应存在明显差异。其中，男性心理健康能在更多个地理环境要素与他们即时情绪的关系中发挥显著的调节效应，分别在相对湿度、声环境、医疗服务设施密度、公共交通站点密度与即时情绪的关系中起到正向调节效应，表明男性心理健康水平的提升能强化它们之间的相关关系，而心理健康水平的下降则会弱化它们之间的相关关系。男性心理健康也分别在公园及广场密度、休闲娱乐设施密度、商业及购物设施密度影响即时情绪的过程中发挥负向调节效应，此时男性心理健康水平的上升能削弱这种影响，而心理健康水平的下降则会增强这种影响。对全体居民而言，心理健康状况分别在相对湿度、声环境、公园及广场密度、商业及购物设施密度与即时情绪的关系中发挥与男性居民的心理健康状况相似的调节效应。女性居民的心理健康状况仅在空气质量影响她们的即时情绪状态时起到正向调节效应。心理健康的调节效应有限，仅针对部分地理环境要素与即时情绪之间的关系起到正向或负向调节效应。此外，居民心理健康的调节效应实质是良好心理健康状况能强化地理环境暴露对即时情绪的积极影响，缓解一部分不良地理环境暴露对即时情绪的负面影响。因此，提升心理健康水平对于减少不良环境暴露引发的情绪风险以及保持稳定积极的情绪状态有重要作用。

（6）微观空间环境暴露对即时情绪的阈值效应。分析公交车厢内微环境对乘客即时情绪的阈值效应，测算各个微环境要素的阈值和乘客的微环境暴露水平建议值，提出改善公交车内微环境质量以规避风险和提升乘客即时情绪水平的措施。具体研究结论如下：公交车内噪声和相对湿度对乘客即时情绪的影响较大，相对重要性分别占 11.89% 和 10.36%，$PM_{2.5}$ 浓度（7.23%）和温度（6.59%）的影响程度较小。公交车内温度、相对湿度、$PM_{2.5}$ 浓度和噪声均会对乘客即时情绪产生阈值效应，但作用机制存在差异，它们的具体阈值分别为 31 ℃、60%、75 $\mu g/m^3$ 和 72 dB。当车内温度为 25 ~ 31 ℃，相对湿度为 49% ~ 60%，$PM_{2.5}$ 浓度 <75 $\mu g/m^3$，噪声 <72 dB 时有助于乘客保持良好的即时情绪。基于此，本研究认为应当将微环境水平控制在阈值之下以规避或减少不良环境暴露的风险，保持最佳微环境暴露水平以获得良好环境带来的益处。此外，对比本研究的结果与现行有关环境标准，发现二者存在一些差异，其中，公交车内最佳温度范围（25 ~ 31 ℃）略高于我国夏季室内温度标准（22 ~ 28 ℃），最佳相对湿度（49% ~ 60%）比我国夏季室内相对湿度标准更精准（40% ~ 80%）。车厢内 $PM_{2.5}$ 浓度建议值（<75 $\mu g/m^3$）与我国交通区域的 $PM_{2.5}$ 浓度标准（<75 $\mu g/m^3$）一致，声环境水平建议值（<72 dB）低于我国后置发动机型客车车内噪声限值（84 dB）。因此，这些研究结论可以为政策制定者、交通规划者和公交运营商在充分了解乘客即时情绪和真实需求的基础上设计更合适的公交车内微环境标准起到借鉴与参考作用。最后，提出改善和治理

公交车内微环境的措施，这有助于提升公交车乘客的即时情绪水平。

10.2 创新点

本研究主要包括以下四个创新点。

（1）本研究基于时空行为分析视角，揭示个体活动－出行地理背景单元的真实环境暴露水平及其健康效应。解决了以往研究基于"静态背景单元"难以准确评估实际环境健康效应的局限性，弥补了缺少对"人"这一时空行为主体的实际活动－出行背景单元、地理环境暴露水平及其健康效应的考量，强调"时间维度"在健康地理研究中的重要性，丰富了时空行为与地理背景不确定（空间和时间不确定）等研究。

（2）本研究分别借助生态瞬时评估法、便携式实时环境监测仪获取即时情绪、高精度环境数据，进而探讨个体时空行为下地理环境暴露的即时情绪效应。解决了以往环境健康地理研究较多集中于个体"长期形成的心理健康"，鲜少关注"短暂产生的即时情绪"以及对地理环境要素的分析不全面等局限性。同时，也丰富了时空行为研究的框架和技术手段，为环境暴露的情绪风险探测奠定了基础。

（3）本研究补充了对个体时空行为视角下地理环境暴露、"长期形成的心理健康问题"、"短暂产生的即时情绪"这三者之间互动关系研究的不足。结果表明，心理健康在地理环境暴露影响即时情绪这一路径中起到显著的调节效应，良好的心理健康状况能强化地理环境暴露对即时情绪的积极影响，抵消部分消极影响。因此，提升心理健康水平是缓解不良环境暴露导致的即时情绪风险的重要途径之一。

（4）本研究探讨了与个体密切相关的微观空间环境暴露的阈值效应，测算微环境要素的阈值和最佳暴露水平。补充了先前中宏观尺度下环境污染及其健康风险研究的局限性，强调阈值效应研究的重要性。本研究提出将微环境水平控制在阈值之下以规避不良环境风险，保持适宜的微环境暴露水平以获得良好环境带来的健康益处，为政策制定者和规划师设计微观空间环境标准、制定环境风险防控措施等提供实证与决策支持。

10.3 研究展望

本研究的不足和未来研究重点主要体现在以下三个方面。

（1）受限于研究数据采集工作难度较大、成本高昂且耗时较长，本研究仅采集了居民日常活动－出行的一个工作日和一个休息日的相关数据进行分析，缺少对人们生命历程中暴露于不同类型的时空间背景单元、累积的地理环境暴露量及其健康效应等内容的探讨。在今后的研究中，需要获取长时间尺度的研究数据，在"生命历程"这一时间视角下，关注个体长期经历的地理背景单元、环境暴露水平及其累积的环境健康效应，以及探讨个体生命历程中是否存在某些关键时期，在这些时期内的环境暴露水平与他们的健康状况更加显著相关。长时间尺度环境暴露数据的监测、采集和分析有助于更好地理解时空行为视角下地理环境暴露与居民健康之间的复杂因果关系，也可以为改善城市环境以提升个体健康水平等提供决策支持。

（2）尽管已有文献关注了静态背景单元内某些特定时间截面下的地理环境暴露水平差异，但仍未全面分析微观动态尺度下个体日常活动－出行过程中的环境公平问题。在未来研究中，可以尝试分析随时间变化的环境不公平现象，进一步深入探讨造成城市环境不公平与群体健康水平差异的原因。通过判断"哪些群体"在其日常活动－出行过程的"哪类空间"和"哪些时间"更容易暴露于环境污染中，从而实现对健康弱势群体的识别与帮扶，减少环境不公平对健康弱势群体造成的危害。未来的城市治理需要制定更有针对性的措施以解决环境健康不平等问题，维护快速城市化背景下经济增长、社会管理、环境暴露与健康效应等多方面的动态平衡。

（3）本研究在分析个体时空行为下地理环境暴露的即时情绪效应时，尚未将一些可能影响即时情绪的因素作为控制变量加入模型，例如，个人的性格、活动/出行目的及同伴等。在进行公交车微环境的阈值效应分析时也存在一些局限性：一方面，本研究未在模型中控制交通状况、载客量、出行目的及同伴等可能影响研究结果的变量；另一方面，本研究主要分析短期公交车微环境暴露的影响，未能充分考虑长期暴露在公交车微环境中对乘客即时情绪的累积效应。此外，本研究只在一个季节（夏季）测度公交车微环境暴露水平并分析其阈值效应，未来研究还需要考虑因季节变化可能导致研究结果发生改变。

参 考 文 献

[1] Andersen Z J, De Nazelle A, Mendez M A, et al. A study of the combined effects of physical activity and air pollution on mortality in elderly urban residents: the Danish Diet, Cancer, and Health Cohort [J]. Environmental Health Perspectives, 2015, 123 (6): 557 – 563.

[2] Andrews G J, Cutchin M, Mccracken K, et al. Geographical gerontology: the constitution of a discipline [J]. Social Science & Medicine, 2007, 65 (1): 151 – 168.

[3] Andrews G J, Evans J. Understanding the reproduction of health care: towards geographies in health care work [J]. Progress in Human Geography, 2008, 32 (6): 759 – 780.

[4] Araya R, Dunstan F, Playle R, et al. Perceptions of social capital and the built environment and mental health [J]. Social Science & Medicine, 2006, 62 (12): 3072 – 3083.

[5] Arcaya M C, Tucker-Seeley R D, Kim R, et al. Research on neighborhood effects on health in the United States: a systematic review of study characteristics [J]. Social Science & Medicine, 2016, 168: 16 – 29.

[6] Astell – Burt T, Mitchell R, Hartig T. The association between green space and mental health varies across the lifecourse. A longitudinal study [J]. Journal of Epidemiology & Community Health, 2014, 68 (6): 578 – 583.

[7] Bai L, Zhang X, Zhang Y, et al. Ambient concentrations of NO_2 and hospital admissions for schizophrenia [J]. Occupational & Environmental Medicine, 2019, 76 (2): 125 – 131.

[8] Basta L A, Richmond T S, Wiebe D J. Neighborhoods, daily activities, and measuring health risks experienced in urban environments [J]. Social Science & Medicine, 2010, 71 (11): 1943 – 1950.

[9] Bech P, Olsen L R, Kjoller M, et al. Measuring well-being rather than the absence of distress symptoms: a comparison of the SF-36 Mental Health subscale and the WHO-Five Well-Being Scale [J]. International Journal of Methods in Psychiatric Research, 2003, 12 (2): 85 – 91.

［10］ Beil K, Hanes D. The influence of urban natural and built environments on physiological and psychological measures of stress: a pilot study ［J］. International Journal of Environmental Research and Public Health, 2013, 10 (4): 1250 – 1267.

［11］ Bennett E M, Carpenter S R, Cardille J A. Estimating the risk of exceeding thresholds in environmental systems ［J］. Water, Air, and Soil Pollution, 2008, 191 (1 – 4): 131 – 138.

［12］ Berg M V D, Poppel M V, Smith G, et al. Does time spent on visits to green space mediate the associations between the level of residential greenness and mental health? ［J］. Urban Forestry & Urban Greening, 2017, 25: 94 – 102.

［13］ Berglund E, Westerling R, Lytsy P. Housing type and neighbourhood safety behaviour predicts self-rated health, psychological wellbeing and frequency of recent unhealthy days: a comparative crosssectional study of the general population in Sweden ［J］. Planning Practice & Research, 2017, 32 (4): 444 – 465.

［14］ Bergstad C J, Gamble A, Gärling T, et al. Subjective well-being related to satisfaction with daily travel ［J］. Transportation, 2011, 38 (1): 1 – 15.

［15］ Beute F, De Kort Y A W. Natural resistance: exposure to nature and self-regulation, mood, and physiology after ego-depletion ［J］. Journal of Environmental Psychology, 2014, 40: 167 – 178.

［16］ Bond L, Kearns A, Mason P, et al. Exploring the relationships between housing, neighbourhoods and mental wellbeing for residents of deprived areas ［J］. BMC Public Health, 2012, 12 (1): 1 – 14.

［17］ Bowler D E, Buyungali L M, Knight T M, et al. A systematic review of evidence for the added benefits to health of exposure to natural environments ［J］. BMC Public Health, 2010, 10 (1): 456.

［18］ Bratman G N, Hamilton J P, Daily G C. The impacts of nature experience on human cognitive function and mental health ［J］. Annals of the New York Academy of Sciences, 2012, 1249 (1): 118 – 136.

［19］ Breiman L. Random forests ［J］. Machine learning, 2001, 45 (1): 5 – 32.

［20］ Briske D D, Fuhlendorf S D, Smeins F E. A unified framework for assessment and application of ecological thresholds ［J］. Rangeland Ecology & Management, 2006, 59 (3): 225 – 236.

[21] Bruyneel L, Kestens W, Alberty M, et al. Short-Term exposure to ambient air pollution and onset of work incapacity related to mental health conditions [J]. Environment International, 2022, 164: 107245.

[22] Buoli M, Grassi S, Caldiroli A, et al. Is there a link between air pollution and mental disorders? [J]. Environment International, 2018, 118: 154 – 168.

[23] Cao X, Fan Y. Exploring the influences of density on travel behavior using propensity score matching [J]. Environment and Planning B: Planning and Design, 2012, 39 (3): 459 –470.

[24] Capel H. Institutionalization of geography and strategies of change [J]. Geography, Ideology and Social Concern, 1981: 37 –69.

[25] Cerin E, Mitáš J, Cain K. L, et al. Do associations between objectively-assessed physical activity and neighbourhood environment attributes vary by time of the day and day of the week? IPEN adult study [J]. International Journal of Behavioral Nutrition and Physical Activity, 2017, 14 (1): 34.

[26] Cervero R, Kockelman K. Travel demand and the 3Ds: Density, diversity, and design [J]. Transportation Research Part D: Transport and Environment, 1997, 2 (3): 199 –219.

[27] Chan L Y, Lau W L, Wang X M, et al. Preliminary measurements of aromatic VOCs in public transportation modes in Guangzhou, China [J]. Environment International, 2003, 29 (4): 429 –435.

[28] Chan L Y, Lau W L, Zou S C, et al. Exposure level of carbon monoxide and respirable suspended particulate in public transportation modes while commuting in urban area of Guangzhou, China [J]. Atmospheric Environment, 2002, 36 (38): 5831 –5840.

[29] Chang H, Huang K, Wu C. Determination of sample size in using central limit theorem for weibull distribution [J]. International Journal of Information and Management Sciences, 2006, 17 (3): 31 –46.

[30] Chen X, Zhang G, Zhang Q, et al. Mass concentrations of BTEX inside air environment of buses in Changsha, China [J]. Building and Environment, 2011, 46 (2): 421 –427.

[31] Cherrie M P, Shortt N K, Ward T C, et al. Association between the activity space exposure to parks in childhood and adolescence and cognitive aging in later life [J]. International Journal of Environmental Research and

Public Health, 2019, 16 (4): 632.

[32] Cho J, Choi Y J, Suh M, et al. Air pollution as a risk factor for depressive episode in patients with cardiovascular disease, diabetes mellitus, or asthma [J]. Journal of Affective Disorders, 2014, 157: 45 –51.

[33] Choi Y J, Matz-Costa C. Perceived neighborhood safety, social cohesion, and psychological health of older adults [J]. The Gerontologist, 2018, 58 (1): 196 –206.

[34] Coen S E, Ross N A. Exploring the material basis for health: characteristics of parks in Montreal neighborhoods with contrasting health outcomes [J]. Health & Place, 2006, 12 (4): 361 –371.

[35] Cohen A J, Brauer M, Burnett R, et al. Estimates and 25-year trends of the global burden of disease attributable to ambient air pollution: an analysis of data from the Global Burden of Diseases Study 2015 [J]. The Lancet, 2017, 389 (10082): 1907 –1918.

[36] Cummins S, Curtis S, Diezroux A V, et al. Understanding and representing 'place' in health research: a relational approach [J]. Social Science & Medicine, 2007, 65 (9): 1825 –1838.

[37] Curtis S, Riva M. Health geographies I: complexity theory and human health [J]. Progress in Human Geography, 2009, 34 (2): 215 –223.

[38] Cutchin M P. Qualitative explorations in health geography: using pragmatism and related concepts as guides [J]. Professional Geographer, 2010, 51 (2): 265 –274.

[39] Dadvand P, Nieuwenhuijsen M J, Esnaola M, et al. Green spaces and cognitive development in primary schoolchildren [J]. Proceedings of the National Academy of Sciences of the United States of America, 2015, 112 (26): 7937 –7942.

[40] De Bell S, Graham H, Jarvis S, et al. The importance of nature in mediating social and psychological benefits associated with visits to freshwater blue space [J]. Landscape and Urban Planning, 2017, 167: 118 –127.

[41] De Castella K, Platow M J, Tamir M, et al. Beliefs about emotion: implications for avoidance-based emotion regulation and psychological health [J]. Cognition and Emotion, 2017: 1 –23.

[42] De Miranda R M, De Fatima Andrade M, Fornaro A, et al. Urban air pollution: a representative survey of $PM_{2.5}$ mass concentrations in six Brazil-

ian cities [J]. Air Quality, Atmosphere & Health, 2012, 5 (1): 63 – 77.

[43] De Vries S, Van Dillen S M, Groenewegen P P, et al. Streetscape green-ery and health: stress, social cohesion and physical activity as mediators [J]. Social Science & Medicine, 2013, 94: 26 – 33.

[44] Denissen J J A, Butalid L, Penke L, et al. The effects of weather on daily mood: a multilevel approach [J]. Emotion, 2008, 8 (5): 662 – 667.

[45] Dhakal N, Jain S, Gray A, et al. Nonstationarity in seasonality of extreme precipitation: A nonparametric circular statistical approach and its applica-tion [J]. Water Resources Research, 2015, 51 (6): 4499 – 4515.

[46] Diener E, Wirtz D, Tov W, et al. New well-being measures: short scales to assess flourishing and positive and negative feelings [J]. Social Indica-tors Research, 2010, 97 (2): 143 – 156.

[47] Ding N, Berry H L, Bennett C M. The importance of humidity in the rela-tionship between heat and population mental health: evidence from Austral-ia [J]. PloS one, 2016, 11 (10): e0164190.

[48] Dockray S, Grant N, Stone A A, et al. A comparison of affect ratings ob-tained with ecological momentary assessment and the day reconstruction method [J]. Social Indicators Research, 2010, 99 (2): 269 – 283.

[49] Dong H, Qin B. Exploring the link between neighborhood environment and mental wellbeing: a case study in Beijing, China [J]. Landscape and Urban Planning, 2017, 164: 71 – 80.

[50] Dons E, Panis L I, Van Poppel M, et al. Personal exposure to black car-bon in transport microenvironments [J]. Atmospheric Environment, 2012, 55: 392 – 398.

[51] Durand C P, Andalib M, Dunton G F, et al. A systematic review of built environment factors related to physical activity and obesity risk: implica-tions for smart growth urban planning [J]. Obesity Reviews, 2011, 12 (5): 173 – 182.

[52] Dzhambov A, Tilov B, Markevych I, et al. Residential road traffic noise and general mental health in youth: the role of noise annoyance, neighbor-hood restorative quality, physical activity, and social cohesion as potential mediators [J]. Environment International, 2017, 109: 1 – 9.

[53] Ebner-Priemer U W, Trull T J. Ecological momentary assessment of mood

disorders and mood dysregulation [J]. Psychological Assessment, 2009, 21 (4): 463 –475.

[54] Ermagun A, Levinson D. "Transit makes you short": on health impact assessment of transportation and the built environment [J]. Journal of Transport & Health, 2017, 4: 373 –387.

[55] Ettema D, Friman M, Gärling T, et al. How in-vehicle activities affect work commuters' satisfaction with public transport [J]. Journal of Transport Geography, 2012, 24: 215 –222.

[56] Ettema D, Gärling T, Eriksson L, et al. Satisfaction with travel and subjective well-being: development and test of a measurement tool [J]. Transportation Research Part F: Traffic Psychology and Behaviour, 2011, 14 (3): 167 –175.

[57] Ettema D, Schekkerman M. How do spatial characteristics influence well – being and mental health? Comparing the effect of objective and subjective characteristics at different spatial scales [J]. Travel Behaviour and Society, 2016, 5: 56 –67.

[58] Evanoff B, Zeringue A, Franzblau A, et al. Using job-title-based physical exposures from O*NET in an epidemiological study of carpal tunnel syndrome [J]. Human Factors, 2014, 56: 166 –177.

[59] Evans G W. The built environment and mental health [J]. Journal of Urban Health, 2003, 80 (4): 536 –555.

[60] Ewing R C R. Measuring the impact of urban form and transit access on mixed use site trip generation rates-Portland pilot study [M]. Washington, DC: Environmental Protection Agency, 2009.

[61] Ewing R, Cervero R. Travel and the built environment: a meta-analysis [J]. Journal of the American Planning Association, 2010, 76 (3): 265 –294.

[62] Fan Y, Das K V, Chen Q. Neighborhood green, social support, physical activity, and stress: assessing the cumulative impact [J]. Health & Place, 2011, 17 (6): 1202 –1211.

[63] Feda D M, Seelbinder A, Baek S, et al. Neighbourhood parks and reduction in stress among adolescents: results from Buffalo, New York [J]. Indoor and Built Environment, 2015, 24 (5): 631 –639.

[64] Feng J, Glass T A, Curriero F C, et al. The built environment and obesi-

ty: a systematic review of the epidemiologic evidence [J]. Health & Place, 2010, 16 (2): 175 - 190.

[65] Flegal K M, Carroll M D, Ogden C L, et al. Prevalence and trends in o-besity among US adults, 1999 - 2008 [J]. Jama, 2010, 303 (3): 235 - 241.

[66] Fondelli M C, Chellini E, Yli-Tuomi T, et al. Fine particle concentra-tions in buses and taxis in Florence, Italy [J]. Atmospheric Environment, 2008, 42 (35): 8185 - 8193.

[67] Forsyth A, Oakes J M, Lee B, et al. The built environment, walking, and physical activity: is the environment more important to some people than others? [J]. Transportation Research Part D: Transport and Environ-ment, 2009, 14 (1): 42 - 49.

[68] Francis J, Wood L J, Knuiman M, et al. Quality or quantity? Exploring the relationship between public open space attributes and mental health in Perth, Western Australia [J]. Social Science & Medicine, 2012, 74: 1570 - 1577.

[69] Frank L D, Fox E H, Ulmer J M, et al. International comparison of obser-vation-specific spatial buffers: maximizing the ability to estimate physical ac-tivity [J]. International Journal of Health Geographics, 2017, 16 (1): 4.

[70] Frank L D, Schmid T L, Sallis J F, et al. Linking objectively measured physical activity with objectively measured urban form: findings from SM-ARTRAQ [J]. American Journal of Preventive Medicine, 2005, 28 (2): 117 - 125.

[71] Fredrickson B L, Losada M F. Positive affect and the complex dynamics of human flourishing [J]. American Psychologist, 2005, 60 (7): 678.

[72] Gale C R, Dennison E M, Cooper C, et al. Neighbourhood environment and positive mental health in older people: the Hertfordshire Cohort Study [J]. Health & Place, 2011, 17 (4): 867 - 874.

[73] Gall W, Duftschmid G, Dorda W. Moving time window aggregates over patient histories [J]. International Journal of Medical Informatics, 2001, 63 (3): 133 - 145.

[74] Galster G C, Quercia R G, Cortes A. Identifying neighborhood thresholds: an empirical exploration [J]. Housing Policy Debate, 2000, 11 (3):

701 – 732.

[75] Garrett J K, White M P, Huang J, et al. Urban blue space and health and wellbeing in Hong Kong: results from a survey of older adults [J]. Health & Place, 2019, 55: 100 – 110.

[76] Gascon M, Sánchez-Benavides G, Dadvand P, et al. Long-term exposure to residential green and blue spaces and anxiety and depression in adults: a cross-sectional study [J]. Environmental Research, 2018, 162: 231 – 239.

[77] Gascon M, Triguero-Mas M, Martínez D, et al. Mental health benefits of long-term exposure to residential green and blue spaces: a systematic review [J]. International Journal of Environmental Research and Public Health, 2015, 12: 4354 – 4379.

[78] Gatersleben B, Uzzell D. Affective appraisals of the daily commute: comparing perceptions of drivers, cyclists, walkers, and users of public transport [J]. Environment and Behavior, 2007, 39 (3): 416 – 431.

[79] Genc S, Zadeoglulari Z, Fuss S H, et al. The adverse effects of air pollution on the nervous system [J]. Journal of Toxicology, 2012, 2012: 782462.

[80] Generaal E, Hoogendijk E O, Stam M, et al. Neighbourhood characteristics and prevalence and severity of depression: pooled analysis of eight Dutch cohort studies [J]. The British Journal of Psychiatry, 2019a, 215 (2): 468 – 475.

[81] Generaal E, Timmermans E J, Dekkers J E, et al. Not urbanization level but socioeconomic, physical and social neighbourhood characteristics are associated with presence and severity of depressive and anxiety disorders [J]. Psychological Medicine, 2019b, 49 (1): 149 – 161.

[82] Giles L V, Koehle M S. The health effects of exercising in air pollution [J]. Sports Medicine, 2014, 44 (2): 223 – 249.

[83] Giles-Corti B, Vernez-Moudon A, Reis R, et al. City planning and population health: a global challenge [J]. The Lancet, 2016, 388 (10062): 2912 – 2924.

[84] Glasgow T E, Geller E S, Le H T, et al. Travel mood scale: Development and validation of a survey to measure mood during transportation [J]. Transportation Research Part F: Traffic Psychology and Behaviour, 2018,

59: 318 – 329.

[85] Gong P, Liang S, Carlton E J. Urbanisation and health in China [J]. The Lancet, 2012, 379 (9818): 843 – 852.

[86] Gong Y, Palmer S, Gallacher J, et al. A systematic review of the relationship between objective measurements of the urban environment and psychological distress [J]. Environment International, 2016, 96: 48 – 57.

[87] Grellier J, White M P, Albin M, et al. BlueHealth: a study programme protocol for mapping and quantifying the potential benefits to public health and well-being from Europe's blue spaces [J]. BMJ open, 2017, 7 (6): e016188.

[88] Groffman P M, Baron J S, Blett T, et al. Ecological thresholds: the key to successful environmental management or an important concept with no practical application? [J]. Ecosystems, 2006, 9 (1): 1 – 13.

[89] Gu C L, Wang F H. Liu G L. The structure of social space in Beijing in 1998: a socialist city in transition [J]. Urban Geography, 2005, 26 (2): 167 – 192.

[90] Gu X, Zhang Q, Singh V P, et al. Nonstationarity in timing of extreme precipitation across China and impact of tropical cyclones [J]. Global and Planetary Change, 2017, 149: 153 – 165.

[91] Haggett P. The geographer's art [M]. Oxford: Blackwell Publishing, 1990.

[92] Hammer M S, Swinburn T K, Neitzel R L. Environmental noise pollution in the United States: developing an effective public health response [J]. Environmental Health Perspectives, 2014, 122 (2): 115 – 119.

[93] Hammersen F, Niemann H, Hoebel J. Environmental noise annoyance and mental health in adults: findings from the cross-sectional German Health Update (GEDA) Study 2012 [J]. International Journal of Environmental Research and Public Health, 2016, 13: 954.

[94] Han L, Zhou W, Li W, et al. Impact of urbanization level on urban air quality: a case of fine particles ($PM_{2.5}$) in Chinese cities [J]. Environmental Pollution, 2014, 194: 163 – 170.

[95] Hansson E, Mattisson K, Björk J, et al. Relationship between commuting and health outcomes in a cross-sectional population survey in southern Sweden [J]. BMC Public Health, 2011, 11 (1): 1 – 14.

［96］ Hartshorne R. Perspective on the nature of geography ［M］. Chicago: Rand McNally, 1959.

［97］ Hasanzadeh K, Broberg A, Kyttä M. Where is my neighborhood? A dynamic individual-based definition of home ranges and implementation of multiple evaluation criteria ［J］. Applied Geography, 2017, 84: 1 – 10.

［98］ Hasanzadeh K, Laatikainen T, Kyttä M. A place-based model of local activity spaces: individual place exposure and characteristics ［J］. Journal of Geographical Systems, 2018, 20 (3): 227 – 252.

［99］ Helbich M, Yao Y, Liu Y, et al. Using deep learning to examine street view green and blue spaces and their associations with geriatric depression in Beijing, China ［J］. Environment International, 2019, 126: 107 – 117.

［100］ Helbich M. Toward dynamic urban environmental exposure assessments in mental health research ［J］. Environmental Research, 2018, 161: 129 – 135.

［101］ Héritier H, Vienneau D, Frei P, et al. The association between road traffic noise exposure, annoyance and health-related quality of life (HRQOL) ［J］. International Journal of Environmental Research and Public Health, 2014, 11: 12652 – 12667.

［102］ Hogg R V, Tannis E A. Probability and Statistical Inference ［M］. 7th ed. New Jersey: Prentice Hall, 2005.

［103］ Holliday K M, Howard A G, Emch M, et al. Are buffers around home representative of physical activity spaces among adults? ［J］. Health & Place, 2017, 45: 181 – 188.

［104］ Holt E W, Lombard Q K, Best N, et al. Active and passive use of green space, health, and well-being amongst university students ［J］. International Journal of Environmental Research and Public Health, 2019, 16 (3): 424.

［105］ Honold J, Beyer R, Lakes T, et al. Multiple environmental burdens and neighborhood-related health of city residents ［J］. Journal of Environmental Psychology, 2012, 32 (4): 305 – 317.

［106］ Howell N A, Farber S, Widener M J, et al. Residential or activity space walkability: what drives transportation physical activity? ［J］. Journal of Transport & Health, 2017, 7: 160 – 171.

［107］ Huang B, Pan Z, Zhang B. A virtual perception method for urban noise: the calculation of noise annoyance threshold and facial emotion expression in the virtual noise scene [J]. Applied Acoustics, 2015, 99: 125 – 134.

[108] Huang B, Yao Z, Pearce J R, et al. Non-linear association between residential greenness and general health among old adults in China [J]. Landscape and Urban Planning, 2022, 223: 104406.

[109] Ioannidis J P. Air pollution as cause of mental disease: appraisal of the evidence [J]. PLoS Biology, 2019, 17 (8): e3000370.

[110] Jensen H A, Rasmussen B, Ekholm O. Neighbour and traffic noise annoyance: a nationwide study of associated mental health and perceived stress [J]. European Journal of Public Health, 2018, 28 (6): 1050 – 1055.

[111] Jevons R, Carmichael C, Crossley A, et al. Minimum indoor temperature threshold recommendations for English homes in winter – a systematic review [J]. Public Health, 2016, 136: 4 – 12.

[112] Jones R, Heim D, Hunter S, et al. The relative influence of neighbourhood incivilities, cognitive social capital, club membership and individual characteristics on positive mental health [J]. Health & Place, 2014, 28: 187 – 193.

[113] Julien D, Richard L, Gauvin L, et al. Neighborhood characteristics and depressive mood among older adults: an integrative review [J]. International Psychogeriatrics, 2012, 24 (8): 1207 – 1225.

[114] Jung M, Cho D, Shin K. The impact of particulate matter on outdoor activity and mental health: a matching approach [J]. International Journal of Environmental Research and Public Health, 2019, 16 (16): 2983.

[115] Kahlmeier S, Künzli N, Braunfahrländer C. The first years of implementation of the Swiss National Environment and Health Action Plan (NEHAP): lessons for environmental health promotion [J]. Sozial-und Präventivmedizin, 2002, 47 (2): 67 – 73.

[116] Kanning M, Schlicht W. Be active and become happy: an ecological momentary assessment of physical activity and mood [J]. Journal of Sport and Exercise Psychology, 2010, 32 (2): 253 – 261.

[117] Kaplan S. The restorative benefits of nature: toward an integrative framework [J]. Journal of Environmental Psychology, 1995, 15 (3): 169 – 182.

[118] Karr G, Pecassou B, Boudet C, et al. Assistance for selecting the priori-

ty substances of the future French National Environment and Health Action Plan (Plan national santé environment – PNSE3): developing and implementing a collective risk indicator [J]. Environnement Risques & Santé, 2014, 13 (3): 232 –243.

[119] Kashdan T B, Collins R L. Social anxiety and the experience of positive emotion and anger in everyday life: an ecological momentary assessment approach [J]. Anxiety Stress Coping, 2010, 23 (3): 259 –272.

[120] Kearns R A. Place and health: towards a reformed medical geography [J]. Professional Geographer, 2010, 45 (2): 139 –147.

[121] Kearns R, Moon G. From medical to health geography: novelty, place and theory after a decade of change [J]. Progress in Human Geography, 2002, 26 (5): 605 –625.

[122] Keller M C, Fredrickson B L, Ybarra O, et al. A warm heart and a clear head: the contingent effects of weather on mood and cognition [J]. Psychological Science, 2005, 16 (9): 724 –731.

[123] Kello D, Haralanova M, Stern R M, et al. National environmental health action plans: background and process [M] // David J, Richard M, Tim L. Environmental health for all. Dordrecht: Springer, 1999.

[124] Kestens Y, Thierry B, Shareck M, et al. Integrating activity spaces in health research: comparing the VERITAS activity space questionnaire with 7-day GPS tracking and prompted recall [J]. Spatial and Spatio-Temporal Epidemiology, 2018, 25: 1 –9.

[125] Kim S H, Do Shin S, Song K J, et al. Association between ambient $PM_{2.5}$ and emergency department visits for psychiatric emergency diseases [J]. The American Journal of Emergency Medicine, 2019, 37 (9): 1649 –1656.

[126] Kirchner T R, Shiffman S. Spatio-temporal determinants of mental health and well-being: advances in geographically-explicit ecological momentary assessment (GEMA) [J]. Social Psychiatry and Psychiatric Epidemiology, 2016, 51 (9): 1211 –1223.

[127] Kondo M C, Triguero-Mas M, Donaire-Gonzalez D, et al. Momentary mood response to natural outdoor environments in four European cities [J]. Environment International, 2020, 134: 105237.

[128] Kong L, Xin J, Liu Z, et al. The $PM_{2.5}$ threshold for aerosol extinction in the Beijing megacity [J]. Atmospheric Environment, 2017, 167:

458 - 465.

[129] Kööts L, Realo A, Allik J. The influence of the weather on affective experience: an experience sampling study [J]. Journal of Individual Differences, 2011, 32 (2): 74.

[130] Kornberger M, Clegg S R. Bringing space back in: organizing the generative building [J]. Organization Studies, 2014, 25 (7): 1095 - 1114.

[131] Koushki P A, Ali M A, Chandrasekhar B P, et al. Exposure to noise inside transit buses in Kuwait: measurements and passenger attitudes [J]. Transport Reviews, 2002, 22 (3): 295 - 308.

[132] Kulshrestha A, Satsangi P G, Masih J, et al. Metal concentration of $PM_{2.5}$ and PM_{10} particles and seasonal variations in urban and rural environment of Agra, India [J]. Science of the Total Environment, 2009, 407 (24): 6196 - 6204.

[133] Kwan M P, Wang J, Tyburski M, et al. Uncertainties in the geographic context of health behaviors: a study of substance users' exposure to psychosocial stress using GPS data [J]. International Journal of Geographical Information Science, 2019, 33 (6): 1176 - 1195.

[134] Kwan M P. Beyond space (as we knew it): toward temporally integrated geographies of segregation, health, and accessibility [J]. Annals of the Association of American Geographers, 2013, 103 (5): 1078 - 1086.

[135] Kwan M P. Feminist visualization: re-envisioning GIS as a method in feminist geographic research [J]. Annals of the Association of American Geographers, 2002a, 92 (4): 645 - 661.

[136] Kwan M P. From place-based to people-based exposure measures [J]. Social Science & Medicine, 2009, 69 (9): 1311 - 1313.

[137] Kwan M P. How GIS can help address the uncertain geographic context problem in social science research [J]. Annals of GIS, 2012b, 18 (4): 245 - 255.

[138] Kwan M P. The limits of the neighborhood effect: contextual uncertainties in geographic, environmental health, and social science research [J]. Annals of the American Association of Geographers, 2018, 108 (6): 1482 - 1490.

[139] Kwan M P. The neighborhood effect averaging problem (NEAP): an elusive confounder of the neighborhood effect [J]. International Journal of

Environmental Research and Public Health, 2018a, 15: 1841.

[140] Kwan M P. The uncertain geographic context problem [J]. Annals of the Association of American Geographers, 2012a, 102 (5): 958 – 968.

[141] Kwan M P. Time, information technologies, and the geographies of everyday life [J]. Urban Geography, 2002b, 23 (5): 471 – 482.

[142] Laatikainen T E, Hasanzadeh K, Kyttä M. Capturing exposure in environmental health research: challenges and opportunities of different activity space models [J]. International Journal of Health Geographics, 2018, 17 (1): 29.

[143] Lathey V, Guhathakurta S, Aggarwal R M. The impact of subregional variations in urban sprawl on the prevalence of obesity and related morbidity [J]. Journal of Planning Education & Research, 2009, 29 (2): 127 – 141.

[144] Lederbogen F, Kirsch P, Haddad L, et al. City living and urban upbringing affect neural social stress processing in humans [J]. Nature, 2011, 474 (7352): 498 – 501.

[145] Lee C, Moudon A V. Physical activity and environment research in the health field: implications for urban and transportation planning practice and research [J]. Journal of Planning Literature, 2004, 19 (2): 147 – 181.

[146] Lee S, Lee E, Park M S, et al. Short-term effect of temperature on daily emergency visits for acute myocardial infarction with threshold temperatures [J]. PLoS One, 2014, 9 (4): e94070.

[147] Leiva G M A, Santibañez D A, Ibarra E S, et al. A five-year study of particulate matter ($PM_{2.5}$) and cerebrovascular diseases [J]. Environmental Pollution, 2013, 181: 1 – 6.

[148] Leslie E, Cerin E. Are perceptions of the local environment related to neighbourhood satisfaction and mental health in adults? [J]. Preventive Medicine, 2008, 47 (3), 273 – 278.

[149] Li D, Deal B, Zhou X, et al. Moving beyond the neighborhood: daily exposure to nature and adolescents' mood [J]. Landscape and Urban Planning, 2018, 173: 33 – 43.

[150] Lim S S, Vos T, Flaxman A D, et al. A comparative risk assessment of burden of disease and injury attributable to 67 risk factors and risk factor

clusters in 21 regions, 1999 – 2010: a systematic analysis for the Global Burden of Disease Study 2010 [J]. The Lancet, 2012a, 380 (9859): 2224 – 2260.

[151] Lim Y H, Kim H, Kim J H, et al. Air pollution and symptoms of depression in elderly adults [J]. Environmental Health Perspectives, 2012b, 120 (7): 1023 – 1028.

[152] Lin L, Moudon, A V. Objective versus subjective measures of the built environment, which are most effective in capturing associations with walking? [J]. Health & Place, 2010, 16 (2): 339 – 348.

[153] Lioy P J, Rappaport S M. Exposure science and the exposome: an opportunity for coherence in the environmental health sciences [J]. Environmental Health Perspectives, 2011, 119 (11): 466 – 467.

[154] Lioy P J, Smith K R. A discussion of exposure science in the 21st Century: a vision and a strategy [J]. Environmental Health Perspectives, 2013, 121 (4): 405 – 409.

[155] Liu J J, Wang F, Liu H, et al. Ambient fine particulate matter is associated with increased emergency ambulance dispatches for psychiatric emergencies [J]. Environmental Research, 2019a, 177: 108611.

[156] Liu Y, Dijst M, Faber J, et al. Healthy urban living: residential environment and health of older adults in Shanghai [J]. Health & Place, 2017, 47: 80 – 89.

[157] Liu Y, Wang R, Grekousis G, et al. Neighbourhood greenness and mental wellbeing in Guangzhou, China: what are the pathways? [J]. Landscape and Urban Planning, 2019b, 190: 103602.

[158] Liu Y, Wang R, Xiao Y, et al. Exploring the linkage between greenness exposure and depression among Chinese people: mediating roles of physical activity, stress and social cohesion and moderating role of urbanicity [J]. Health & place, 2019c, 58: 102168.

[159] Lo Y T C, Lu Y C, Chang Y H, et al. Air pollution exposure and cognitive function in Taiwanese older adults: a repeated measurement study [J]. International Journal of Environmental Research and Public Health, 2019, 16 (16): 2976.

[160] Lorenc T, Clayton S, Neary D, et al. Crime, fear of crime, environment, and mental health and wellbeing: mapping review of theories and

causal pathways [J]. Health & Place, 2012, 18 (4): 757 – 765.

[161] Loughnan M E, Nicholls N, Tapper N J. When the heat is on: threshold temperatures for AMI admissions to hospital in Melbourne Australia [J]. Applied Geography, 2010, 30 (1): 63 – 69.

[162] Luck G W. An introduction to ecological thresholds [J]. Biological Conservation, 2005, 3 (124): 299 – 300.

[163] Lupien S J, McEwen B S, Gunnar M R, et al. Effects of stress throughout the lifespan on the brain, behaviour and cognition [J]. Nature Reviews Neuroscience, 2009, 10 (6): 434 – 445.

[164] Ma J, Li C J, Kwan M P, et al. A multilevel analysis of perceived noise pollution, geographic contexts and mental health in Beijing [J]. International Journal of Environmental Research and Public Health, 2018, 15 (7): 1479.

[165] Maas J, van Dillen S M E, Verheij R A, et al. Social contacts as a possible mechanism behind the relation between green space and health [J]. Health & Place, 2009, 15: 586 – 595.

[166] Maddison R, Mhurchu C N. Global positioning system: a new opportunity in physical activity measurement [J]. International Journal of Behavioral Nutrition and Physical Activity, 2009, 6: 73.

[167] Massimiliano B, Silvia G, Alice C, et al. Is there a link between air pollution and mental disorders? [J]. Environment International, 2018, 118: 154 – 168.

[168] McMahan E A, Estes D. The effect of contact with natural environments on positive and negative affect: a meta-analysis [J]. Journal of Positive Psychology, 2015, 10 (6): 507 – 519.

[169] Mcnabola A, Broderick B M, Gill L W. Relative exposure to fine particulate matter and VOCs between transport microenvironments in Dublin: personal exposure and uptake [J]. Atmospheric Environment, 2008, 42 (26): 6496 – 6512.

[170] Mennis J, Mason M, Ambrus A, et al. The spatial accuracy of geographic ecological momentary assessment (GEMA): error and bias due to subject and environmental characteristics [J]. Drug and Alcohol Dependence, 2017, 178: 188 – 193.

[171] Mennis J, Mason M, Ambrus A. Urban greenspace is associated with re-

duced psychological stress among adolescents: a Geographic Ecological Momentary Assessment (GEMA) analysis of activity space [J]. Landscape and Urban Planning, 2018, 174: 1 –9.

[172] Miller H J. Activities in space and time [M]. Handbook of transport geography and spatial systems. Bingley: Emerald Group Publishing Limited, 2004.

[173] Min J Y, Kim H J, Min K B. Long-term exposure to air pollution and the risk of suicide death: a population-based cohort study [J]. Science of the Total Environment, 2018, 628: 573 –579.

[174] Molle R, Mazoué S, Géhin É, et al. Indoor-outdoor relationships of airborne particles and nitrogen dioxide inside Parisian buses [J]. Atmospheric Environment, 2013, 69: 240 –248.

[175] Moreno T, Reche C, Rivas I, et al. Urban air quality comparison for bus, tram, subway and pedestrian commutes in Barcelona [J]. Environmental Research, 2015, 142: 495 –510.

[176] Morris E A, Guerra E. Mood and mode: does how we travel affect how we feel? [J]. Transportation, 2015, 42 (1): 25 –43.

[177] Murthy V K., Majumder A K, Khanal S N, et al. Assessment of traffic noise pollution in Banepa, a semi urban town of Nepal [J]. Kathmandu University Journal of Science, Engineering and Technology, 2007, 3 (2): 12 –20.

[178] Noelke C, McGovern M, Corsi D J, et al. Increasing ambient temperature reduces emotional well-being [J]. Environmental Research, 2016, 151: 124 –129.

[179] Nutsford D, Pearson A L, Kingham S, et al. Residential exposure to visible blue space (but not green space) associated with lower psychological distress in a capital city [J]. Health & Place, 2016, 39: 70 –78.

[180] Nuyts V, Nawrot T S, Scheers H, et al. Air pollution and self-perceived stress and mood: a one-year panel study of healthy elderly persons [J]. Environmental Research, 2019, 177: 108644.

[181] Olive D J. Multiple linear regression. In linear regression [M]. Cham: Springer, 2017.

[182] Olsson L E, Gärling T, Ettema D, et al. Happiness and satisfaction with work commute [J]. Social Indicators Research, 2013, 111 (1):

255 – 263.

[183] O'Campo P, Salmon C, Burke J. Neighbourhoods and mental well-being: what are the pathways? [J]. Health & Place, 2009, 15 (1): 56 – 68.

[184] Park Y M, Kwan M P. Individual exposure estimates may be erroneous when spatiotemporal variability of air pollution and human mobility are ignored [J]. Health & Place, 2017, 43: 85 – 94.

[185] Pearce J R. Complexity and uncertainty in geography of health research: incorporating life-course perspectives [J]. Annals of the American Association of Geographers, 2018, 108 (6): 1491 – 1498.

[186] Pearce J, Witten K, Bartie P. Neighbourhoods and health: a GIS approach to measuring community resource accessibility [J]. Journal of Epidemiology & Community Health, 2006, 60 (5): 389 – 395.

[187] Pearson A L, Shortridge A, Delamater P L, et al. Effects of freshwater blue spaces may be beneficial for mental health: a first, ecological study in the North American Great Lakes region [J]. PloS one, 2019, 14 (8): e0221977.

[188] Perchoux C, Chaix B, Brondeel R, et al. Residential buffer, perceived neighborhood, and individual activity space: new refinements in the definition of exposure areas: the RECORD cohort study [J]. Health & Place, 2016, 40: 116 – 122.

[189] Pfeiffer D, Cloutier S. Planning for happy neighborhoods [J]. Journal of the American Planning Association, 2016, 82 (3): 267 – 279.

[190] Phillips M L, Esmen N A. Computational method for ranking task-specific exposures using multi-task time-weighted average samples [J]. Annals of Occupational Hygiene, 1999, 43 (3): 201 – 213.

[191] Pirrera S, De Valck E, Cluydts R. Nocturnal road traffic noise: a review on its assessment and consequences on sleep and health [J]. Environment International, 2010, 36 (5): 492 – 498.

[192] Pop C C, Nistor S, Baca I. Geographical environment and global health. Conceptual and practical aspects [J]. Environmental Engineering & Management Journal, 2015, 14 (6): 1383 – 1387.

[193] Primack B A. The WHO-5 wellbeing index performed the best in screening for depression in primary care [J]. ACP Journal Club, 2003, 139 (2): 48.

[194] Pun V C, Manjourides J, Suh H. Association of ambient air pollution with depressive and anxiety symptoms in older adults: results from the NS-HAP study [J]. Environmental Health Perspectives, 2017, 125: 342 – 348.

[195] Ramirez A, Cox C. Improving on the range rule of thumb [J]. Rose-Hulman Undergraduate Mathematics Journal, 2012, 13 (2): 1.

[196] Rautio N, Filatova S, Lehtiniemi H, et al. Living environment and its relationship to depressive mood: a systematic review [J]. International Journal of Social Psychiatry, 2018, 64 (1): 92 – 103.

[197] Richardson E A, Mitchell R. Gender differences in relationships between urban green space and health in the United Kingdom [J]. Social Science & Medicine, 2010, 71: 568 – 575.

[198] Roberts H, Van Lissa C, Hagedoorn P, et al. The effect of short-term exposure to the natural environment on depressive mood: a systematic review and meta-analysis [J]. Environmental Research, 2019: 108606.

[199] Rose N, Cowie C, Gillett R, et al. Weighted road density: a simple way of assigning traffic-related air pollution exposure [J]. Atmospheric Environment, 2009, 43 (32): 5009 – 5014.

[200] Roswall N, Høgh V, Envold-Bidstrup P, et al. Residential exposure to traffic noise and health-related quality of life: a population-based study [J]. PLoS One, 2015, 10: e0120199.

[201] Ruijsbroek A, Mohnen S M, Droomers M, et al. Neighbourhood green space, social environment and mental health: an examination in four European cities [J]. International Journal of Public Health, 2017, 62 (6): 657 – 667.

[202] Saarloos D, Alfonso H, Giles-Corti B, et al. The built environment and depression in later life: the health in men study [J]. The American Journal of Geriatric Psychiatry, 2011, 19 (5): 461 – 470.

[203] Sagai M, Winshwe T T. Oxidative stress derived from airborne fine and ultrafine particles and the effects on brain-nervous system: part 1 [J]. Nihonseigaku Zasshi Japanese Journal of Hygiene, 2015, 70 (2): 127 – 133.

[204] Sakairi Y, Nakatsuka K, Shimizu T. Development of the two-dimensional mood scale for self-monitoring and self-regulation of momentary mood states

[J]. Japanese Psychological Research, 2013, 55 (4): 338 – 349.

[205] Sallis J F, Bowles H R, Bauman A, et al. Neighborhood environments and physical activity among adults in 11 countries [J]. American Journal of Preventive Medicine, 2009, 36 (6): 484 – 490.

[206] Sallis J F, Cerin E, Conway T L, et al. Physical activity in relation to urban environments in 14 cities worldwide: a cross-sectional study [J]. The Lancet, 2016, 387: 2207 – 2217.

[207] Samimi A, Mohammadian A, Madanizadeh S. Effects of transportation and built environment on general health and obesity [J]. Transportation Research Part D: Transport and Environment, 2009, 14 (1): 67 – 71.

[208] Sarkar C, Webster C, Gallacher J. Residential greenness and prevalence of major depressive disorders: a cross-sectional, observational, associational study of 94879 adult UK Biobank participants [J]. The Lancet Planetary Health, 2018, 2 (4): 162 – 173.

[209] Sarkar C, Webster C. Healthy cities of tomorrow: the case for large scale built environment-health studies [J]. Journal of Urban Health, 2017, 94 (1): 4 – 19.

[210] Sass V, Kravitz-Wirtz N, Karceski S M, et al. The effects of air pollution on individual psychological distress [J]. Health & Place, 2017, 48: 72 – 79.

[211] Schwanen T, Wang D. Well-being, context, and everyday activities in space and time [J]. Annals of the Association of American Geographers, 2014, 104 (4): 833 – 851.

[212] Seidler A, Hegewald J, Seidler A L, et al. Association between aircraft, road and railway traffic noise and depression in a large case-control study based on secondary data [J]. Environmental Research, 2017, 152: 263 – 271.

[213] Shah A S V, Lee K K, Mcallister D A, et al. Short term exposure to air pollution and stroke: systematic review and meta-analysis [J]. BMJ, 2015, 350: 1295.

[214] Shanahan D F, Fuller R A, Bush R, et al. The health benefits of urban nature: how much do we need? [J]. Bioscience, 2015, 65 (5): 476 – 485.

[215] Shek K W, Chan W T. Combined comfort model of thermal comfort and

air quality on buses in Hong Kong [J]. Science of the Total Environment, 2008, 389 (2 -3): 277 -282.

[216] Shen X, Feng S, Li Z, et al. Analysis of bus passenger comfort perception based on passenger load factor and in-vehicle time [J]. SpringerPlus, 2016, 5 (1): 62.

[217] Shiffman S, Stone A A, Hufford M R. Ecological momentary assessment [J]. Annual Review of Clinical Psychology, 2008, 4: 1 -32.

[218] Shiffman, S. Ecological momentary assessment (EMA) in studies of substance use [J]. Psychological Assessment, 2009, 21 (4): 486 -497.

[219] Shin J, Park J Y, Choi J. Long-term exposure to ambient air pollutants and mental health status: a nationwide population-based cross-sectional study [J]. PloS One, 2018, 13 (4): e0195607.

[220] Shinzawa H, Morita S, Noda I, et al. Effect of the window size in moving-window two-dimensional correlation analysis [J]. Journal of Molecular Structure, 2006, 799 (1 -3): 28 -33.

[221] Singh K P, Gupta S, Rai P. Identifying pollution sources and predicting urban air quality using ensemble learning methods [J]. Atmospheric Environment, 2013, 80: 426 -437.

[222] Sinharay R, Gong J, Barratt B, et al. Respiratory and cardiovascular responses to walking down a traffic-polluted road compared with walking in a traffic-free area in participants aged 60 years and older with chronic lung or heart disease and age-matched healthy controls: a randomised, crossover study [J]. The Lancet, 2018, 391 (10118): 339 -349.

[223] Smith F, Wainwright E, Buckingham S, et al. Women, work-life balance and quality of life: case studies from the United Kingdom and Republic of Ireland [J]. Gender Place & Culture, 2011, 18 (5): 603 -610.

[224] Smyth F. Medical geography: therapeutic places, spaces and networks [J]. Progress in Human Geography, 2005, 29 (4): 488 -495.

[225] Steptoe A, Wardle J. Positive affect measured using ecological momentary assessment and survival in older men and women [J]. Proceedings of the National Academy of Sciences, 2011, 108 (45): 18244 -18248.

[226] Su L, Zhou S, Kwan M P, et al. The impact of immediate urban environments on people's momentary happiness [J]. Urban Studies, 2022,

59 (1): 140 – 160.

[227] Sugiyama T, Carver A, Koohsari M J, et al. Advantages of public green spaces in enhancing population health [J]. Landscape and Urban Planning, 2018, 178: 12 – 17.

[228] Sui G, Liu G, Jia L, et al. The association between ambient air pollution exposure and mental health status in Chinese female college students: a cross-sectional study [J]. Environmental Science and Pollution Research, 2018, 25 (28): 28517 – 28524.

[229] Sun B, Yan H, Zhang T. Built environmental impacts on individual mode choice and BMI: evidence from China [J]. Journal of Transport Geography, 2017, 63: 11 – 21.

[230] Sun B, Yin C. Relationship between multi-scale urban built environments and body mass index: a study of China [J]. Applied Geography, 2018, 94: 230 – 240.

[231] Sun X, Yang W, Sun T, et al. Negative emotion under haze: an investigation based on the microblog and weather records of Tianjin, China [J]. International Journal of Environmental Research and Public Health, 2019, 16 (1): 86.

[232] Szczurek A, Maciejewska M. Categorisation for air quality assessment in car cabin [J]. Transportation Research Part D: Transport and Environment, 2016, 48: 161 – 170.

[233] Timmermans H, Arentze T, Joh C H. Analysing space-time behaviour: new approaches to old problems [J]. Progress in Human Geography, 2002, 26 (2): 175 – 190.

[234] Tinghög P, Hemmingsson T, Lundberg I. To what extent may the association between immigrant status and mental illness be explained by socioeconomic factors? [J]. Social Psychiatry and Psychiatric Epidemiology, 2007, 42 (12): 990 – 996.

[235] Toma A, Hamer M, Shankar A. Associations between neighborhood perceptions and mental well-being among older adults [J]. Health & Place, 2015, 34: 46 – 53.

[236] Topp C W, Østergaard S D, Søndergaard S, et al. The WHO-5 Well-Being Index: a systematic review of the literature [J]. Psychotherapy and Psychosomatics, 2015, 84 (3): 167 – 176.

［237］ Tran B L, Chang C C, Hsu C S, et al. Threshold effects of PM$_{2.5}$ exposure on particle-related mortality in China ［J］. International Journal of Environmental Research and Public Health, 2019, 16 (19): 3549.

［238］ Tsai D H, Wu Y H, Chan C C. Comparisons of commuter's exposure to particulate matters while using different transportation modes ［J］. Science of the Total Environment, 2008, 405 (1 - 3): 71 - 77.

［239］ Tsutsui Y. Weather and individual happiness ［J］. Weather, Climate, and Society, 2013, 5 (1): 70 - 82.

［240］ Tyrväinen L, Ojala A, Korpela K, et al. The influence of urban green environments on stress relief measures: a field experiment ［J］. Journal of Environmental Psychology, 2014, 38: 1 - 9.

［241］ Ulmer J M, Wolf K L, Backman D R, et al. Multiple health benefits of urban tree canopy: the mounting evidence for a green prescription ［J］. Health & Place, 2016, 42: 54 - 62.

［242］ Ulrich R, Simonst R F, Lositot B D, et al. Stress recovery during exposure to natural and urban environments ［J］. Journal of Environmental Psychology, 1991, 11: 201 - 230.

［243］ Van den Berg A E, Maas J, Verheij R A et al. Green space as a buffer between stressful life events and health ［J］. Social Science & Medicine, 2010, 70: 1203 - 1210.

［244］ Van der Krieke L, Blaauw F J, Emerencia A C, et al. Temporal dynamics of health and well-being: a crowdsourcing approach to momentary assessments and automated generation of personalized feedback ［J］. Psychosomatic Medicine, 2016, 79 (2): 213 - 223.

［245］ Ville I, Khlat M. Meaning and coherence of self and health: an approach based on narratives of life events ［J］. Social Science & Medicine, 2007, 64 (4): 1001 - 1014.

［246］ Vos T, Allen C, Arora M, et al. Global, regional, and national incidence, prevalence, and years lived with disability for 310 diseases and injuries, 1990—2015: a systematic analysis for the Global Burden of Disease Study 2015 ［J］. The Lancet, 2016, 388 (10053): 1545 - 1602.

［247］ Wang J, Kwan M P, Chai Y. An innovative context-based crystal-growth activity space method for environmental exposure assessment: a study using GIS and GPS trajectory data collected in Chicago ［J］. International

Journal of Environmental Research and Public Health, 2018a, 15 (4): 703.

[248] Wang J, Kwan M P. An analytical framework for integrating the spatio-temporal dynamics of environmental context and individual mobility in exposure assessment: a study on the relationship between food environment exposures and body weight [J]. International Journal of Environmental Research and Public Health, 2018, 15 (9): 2022.

[249] Wang P, Meng Y Y, Lam V, et al. Green space and serious psychological distress among adults and teens: a population-based study in California [J]. Health & Place, 2019b, 56: 184 – 190.

[250] Wang R, Helbich M, Yao Y, et al. Urban greenery and mental wellbeing in adults: cross-sectional mediation analyses on multiple pathways across different greenery measures [J]. Environmental Research, 2019c, 176: 108535.

[251] Wang R, Liu Y, Xue D S, et al. Cross-sectional associations between long-term exposure to particulate matter and depression in China: the mediating effects of sunlight, physical activity, and neighborly reciprocity [J]. Journal of Affective Disorders, 2019a, 249: 8 – 14.

[252] Wang R, Xue D, Liu Y. The relationship between air pollution and depression in China: is neighbourhood social capital protective? [J]. International Journal of Environmental Research and Public Health, 2018b, 15 (6): 1160.

[253] Wang Y, Eliot M N, Koutrakis P, et al. Ambient air pollution and depressive symptoms in older adults: results from the MOBILIZE Boston study [J]. Environmental Health Perspectives. 2014, 122 (6): 553 – 558.

[254] Watson D, Clark L A, Tellegen A. Development and validation of brief measures of positive and negative affect: the PANAS scales [J]. Journal of Personality and Social Psychology, 1988, 54 (6): 1063 – 1073.

[255] Wells N M, Evans G W. Nearby nature a buffer of life stress among rural children [J]. Environment and Behavior, 2003, 35: 311 – 330.

[256] Weng M, Jin X. Study on the air pollution in typical transportation micro-environment: characteristics and health risks [J]. Journal of the Air & Waste Management Association, 2015, 65 (1): 59 – 63.

[257] White M P, Pahl S, Wheeler B W, et al. Natural environments and subjective wellbeing: different types of exposure are associated with different aspects of wellbeing [J]. Health & Place, 2017, 45: 77 – 84.

[258] White P C, Wyatt J, Chalfont G, et al. Exposure to nature gardens has time-dependent associations with mood improvements for people with mid- and late-stage dementia: innovative practice [J]. Dementia, 2018, 17 (5): 627 – 634.

[259] Wood L, Hooper P, Foster S, et al. Public green spaces and positive mental health: investigating the relationship between access, quantity and types of parks and mental well-being [J]. Health & Place, 2017, 48: 63 – 71.

[260] World Health Organization. Air quality guidelines global update 2005: particulate matter, ozone, nitrogen dioxide, and sulfur dioxide [EB/OL]. (2006 – 08 – 12) [2020 – 01 – 12] https://www. who. int/publications/i/item/WHO-SDE-PHE-OEH-06. 02.

[261] World Health Organization. Burden of disease from environmental noise – Quantification of healthy life years lost in Europe [EB/OL]. (2011 – 07 – 07) [2020 – 06 – 01] https://www. who. int/publications/i/item/burden-of-disease-from-environmental-noise-quantification-of-healthy-life-years-lost-in-europe.

[262] World Health Organization. International classification of impairments, disabilities, and handicaps: a manual of classification relating to the consequences of disease, published in accordance with resolution WHA29. 35 of the Twenty-ninth World Health Assembly, May 1976 [R]. Genera: World Health Organization, 1980.

[263] World Health Organization. Preamble to the Constitution of the World Health Organization [R]. Geneva: World Health Organization, 1948.

[264] World Health Organization. Preventing Disease through Healthy Environments: A Global Assessment of the Burden of Disease from Environmental Risks [R]. Geneva: World Health Organization, 2016a.

[265] World Health Organization. The World Health Report 2001: mental health: new understanding, new hope [R]. Geneva: World Health Organization, 2001.

[266] World Health Organization. Wellbeing measures in primary health care/the

DEPCARE project: Report on a WHO meeting, Stockholm, Sweden [R]. Copenhagen: World Health Organization. Regional Office for Europe, 1998.

[267] World Health Organization. WHO Releases Country Estimates on Air Pollution Exposure and Health Impact [EB/OL]. (2016 – 09 – 27) [2022 – 03 – 20] http://www. who. int/mediacentre/news/releases/2016/air-pollution-estimates/en/, 2016b.

[268] Xiang J, Weschler C J, Wang Q, et al. Reducing indoor levels of "outdoor $PM_{2.5}$" in urban China: impact on mortalities [J]. Environmental Science & Technology, 2019, 53 (6): 3119 – 3127.

[269] Xiang Y, Yu X, Sartorius N, et al. Mental health in China: challenges and progress [J]. The Lancet, 2012, 380: 1715 – 1716.

[270] Yang L S, Wang W Y, Tan J A, et al. Overview on the research works in the field of environmental geography and human health [J]. Geographical Research, 2010, 29 (9): 1571 – 1583.

[271] Yeh A G O, Xu X Q, Hu H Y. The social space of Guangzhou city, China [J]. Urban Geography, 1995, 16 (7): 595 – 621.

[272] Yen I H, Michael Y L, Perdue L. Neighborhood environment in studies of health of older adults: a systematic review [J]. American Journal of Preventive Medicine, 2009, 37 (5): 455 – 463.

[273] Yin H, Pizzol M, Jacobsen J B, et al. Contingent valuation of health and mood impacts of $PM_{2.5}$ in Beijing, China [J]. Science of the Total Environment, 2018, 630: 1269 – 1282.

[274] Yu H, Shaw S L. Representing and visualizing travel diary data: a spatio-temporal GIS approach [C]. 2004 ESRI International User Conference. 2004: 1 – 13.

[275] Yu X, Chen J, Li Y, et al. Threshold effects of moderately excessive fluoride exposure on children's health: a potential association between dental fluorosis and loss of excellent intelligence [J]. Environment International, 2018, 118: 116 – 124.

[276] Zenk S N, Schulz A J, Matthews S A, et al. Activity space environment and dietary and physical activity behaviors: a pilot study [J]. Health & Place, 2011, 17 (5): 1150 – 1161.

[277] Zhang K, Zhou K, Zhang F. Evaluating bus transit performance of Chi-

nese cities: developing an overall bus comfort model [J]. Transportation Research Part A: Policy and Practice, 2014, 69: 105 – 112.

[278] Zhang L, Zhou S H, Kwan M P, et al. Impacts of individual daily greenspace exposure on health based on individual activity space and structural equation modeling [J]. International Journal of Environmental Research and Public Health, 2018, 15 (10): 2323.

[279] Zhang L, Zhou S H, Kwan M P, et al. The threshold effects of bus micro-environmental exposures on passengers' momentary mood [J]. Transportation Research Part D: Transport and Environment, 2020, 84: 102379.

[280] Zhang L, Zhou S H, Kwan M P. A comparative analysis of the impacts of objective versus subjective neighborhood environment on physical, mental, and social health [J]. Health & Place, 2019, 59: 102170.

[281] Zhang L, Zhou S, Kwan M P, et al. Assessing individual environmental exposure derived from the spatiotemporal behavior context and its impacts on mental health [J]. Health & Place, 2021, 71: 102655.

[282] Zhao P, Kwan M P, Zhou S H. The uncertain geographic context problem in the analysis of the relationships between obesity and the built environment in Guangzhou [J]. International Journal of Environmental Research and Public Health, 2018, 15 (2): 308.

[283] Zhu X, Lei L, Wang X, et al. Air quality and passenger comfort in an air-conditioned bus micro-environment [J]. Environmental Monitoring and Assessment, 2018, 190 (5): 276.

[284] Zuurbier M, Hoek G, Oldenwening M, et al. Respiratory effects of commuters' exposure to air pollution in traffic [J]. Epidemiology, 2011, 22: 219 – 227.

[285] 2017 年广州市国民经济和社会发展统计公报 [EB/OL]. (2018 – 04 – 01) [2022 – 02 – 20]. https://www. gz. gov. cn/zwfw/zxfw/gysy/content/post_ 2859028. html#.

[286] 2018 年广州市国民经济和社会发展统计公报 [EB/OL]. (2019 – 04 – 02) [2022 – 02 – 20]. https://www. gz. gov. cn/zfjgzy/gzstjj/xxgk/tjxx/tjgb/content/mpost_ 2994126. html.

[287] 白志鹏, 陈莉, 韩斌. 暴露组学的概念与应用 [J]. 环境与健康杂志, 2015, 32 (1): 1 – 9.

[288] 柴彦威，沈洁. 基于活动分析法的人类空间行为研究 [J]. 地理科学，2008，28（5）：594 - 600.

[289] 柴彦威，沈洁. 基于居民移动 - 活动行为的城市空间研究 [J]. 人文地理，2006，21（5）：108 - 112.

[290] 柴彦威，塔娜. 中国时空间行为研究进展 [J]. 地理科学进展，2013，32（9）：1362 - 1373.

[291] 柴彦威，赵莹. 时间地理学研究最新进展 [J]. 地理科学，2009，29（4）：593 - 600.

[292] 柴彦威. 行为地理学研究的方法论问题 [J]. 地域研究与开发，2005，24（2）：1 - 5.

[293] 陈奕佳. 基于随机森林理论的北京市二手房估价模型研究 [D]. 北京：北京交通大学，2015.

[294] 方创琳，周尚意，柴彦威，等. 中国人文地理学研究进展与展望 [J]. 地理科学进展，2011，30（12）：1470 - 1478.

[295] 方创琳. 面向国家未来的中国人文地理学研究方向的思考 [J]. 人文地理，2011（4）：1 - 6.

[296] 方杰，温忠麟，梁东梅，等. 基于多元回归的调节效应分析 [J]. 心理科学，2015（3）：205 - 210.

[297] 傅华，戴俊明，高俊岭，等. 健康城市建设与展望 [J]. 中国公共卫生，2019，25（10）：1285 - 1288.

[298] 高枫，李少英，吴志峰，等. 广州市主城区共享单车骑行目的地时空特征与影响因素 [J]. 地理研究，2019，38（12）：2859 - 2872.

[299] 古杰，周素红，闫小培. 生命历程视角下广州市居民日常出行的时空路径分析 [J]. 人文地理，2014（3）：56 - 62.

[300] 古杰. 基于居民日常出行的广州市时空间结构研究 [D]. 广州：中山大学，2014.

[301] 海曼，秦屹，熊俊梅，等. 情绪调节自我效能感与心理健康的交叉滞后研究 [J]. 心理科学，2019，42（1）：82 - 87.

[302] 何嘉明，周素红，谢雪梅. 女性主义地理学视角下的广州女性居民日常出行目的及影响因素 [J]. 地理研究，2017，36（6）：1053 - 1064.

[303] 何江. 城市风险与治理研究 [D]. 北京：中央民族大学，2010.

[304] 黄志超. 温度渐变环境下的人体热反应及工作效率 [D]. 重庆：重庆大学，2015.

［305］ 蒋艺. 女大学生人际交往能力对心理健康的影响：积极情绪的中介作用［D］. 南充：西华师范大学，2018.

［306］ 李春江，马静，柴彦威，等. 居住区环境与噪音污染对居民心理健康的影响：以北京为例［J］. 地理科学进展，2019，38（7）：1103 - 1110.

［307］ 李湉湉，颜敏，刘金风，等. 北京市公共交通工具微环境空气质量综合评价［J］. 环境与健康杂志，2008，25（6）：514 - 516.

［308］ 李小平. 一个新的交叉学科：环境暴露学［J］. 国外医学（医学地理分册），2016，37（2）：81 - 84.

［309］ 林杰，孙斌栋. 建成环境对城市居民主观幸福感的影响：来自中国劳动力动态调查的证据［J］. 城市发展研究，2017，24（12）：69 - 75.

［310］ 刘华山. 心理健康概念与标准的再认识［J］. 心理科学，2001（4）：481 - 480.

［311］ 刘侃，张蕊，杨静，等. 流动人口出行特征及出行方式选择模型：以北京市短期旅居流动人口为例［J］. 城市交通，2018，16（3）：91 - 96.

［312］ 刘晓霞，邹小华，王兴中. 国外健康地理学研究进展［J］. 人文地理，2012（3）：23 - 27.

［313］ 刘义，刘于琪，刘晔，等. 邻里环境对流动人口主观幸福感的影响：基于广州的实证［J］. 地理科学进展，2018，37（7）：124 - 136.

［314］ 刘瑜，姚欣，龚咏喜，等. 大数据时代的空间交互分析方法和应用再论［J］. 地理学报，2020，75（7）：1523 - 1538.

［315］ 吕帝江，李少英，谭章智，等. 地铁站点多时间维度客流影响因素的精细建模：以广州市中心城区为例［J］. 地理与地理信息科学，2019，35（3）：58 - 65.

［316］ 齐兰兰，周素红. 广州不同阶层城市居民日常家外休闲行为时空间特征［J］. 地域研究与开发，2017（5）：59 - 65.

［317］ 齐兰兰，周素红. 邻里建成环境对居民外出型休闲活动时空差异的影响：以广州市为例［J］. 地理科学，2018，38（1）：31 - 40.

［318］ 秦波，朱巍，董宏伟. 社区环境和通勤方式对居民心理健康的影响：基于北京 16 个社区的问卷调研［J］. 城乡规划，2018（3）：38 - 46.

［319］ 邱婴芝，陈宏胜，李志刚，等. 基于邻里效应视角的城市居民心理健康影响因素研究：以广州市为例［J］. 地理科学进展，2019，38（2）：133 - 145.

［320］ 中华人民共和国国家质量监督检验检疫总局，中国国家标准化管理委员会. 客车车内噪声限值及测量方法（GB/T 25982—2010）［S］. 北京：中国标准出版社，2011.

［321］ 宋江宇，周素红，柳林，等. 日常活动视角下居民健康影响的性别差异：以广州为例［J］. 地理科学进展，2018，37（7）：137-148.

［322］ 孙斌栋，尹春. 建成环境对居民健康的影响：来自拆迁安置房居民的证据［J］. 城市与区域规划研究，2018，10（4）：48-58.

［323］ 孙斌栋，阎宏，张婷麟. 社区建成环境对健康的影响：基于居民个体超重的实证研究［J］. 地理学报，2016，71（10）：1730.

［324］ 谈美兰. 夏季相对湿度和风速对人体热感觉的影响研究［D］. 重庆：重庆大学：2012.

［325］ 陶印华，柴彦威，杨婕. 城市居民健康生活方式研究的时空行为视角［J］. 人文地理，2021，36（1）：22-29.

［326］ 田莉，李经纬，欧阳伟，等. 城乡规划与公共健康的关系及跨学科研究框架构想［J］. 城市规划学刊，2016（2）：111-116.

［327］ 王德，李丹，傅英姿. 基于手机信令数据的上海市不同住宅区居民就业空间研究［J］. 地理学报，2020，75（8）：1585-1602.

［328］ 王玲，王艳丽，吴兵，等. 常规公交运行舒适度的影响因素分析［J］. 重庆交通大学学报（自然科学版），2012，31（6）：1211-1214.

［329］ 王世华. 南方人才2017—2018年度广东地区薪酬调查报告［M］. 广州：广东人民出版社，2017.

［330］ 王兴中. 社会地理学社会—文化转型的内涵与研究前沿方向［J］. 人文地理，2004，19（1）：2-8.

［331］ 王玉明. 地理环境演化趋势的熵变化分析［J］. 地理学报，2011，66（11）：1508-1517.

［332］ 王振宏，吕薇，杜娟，等. 大学生积极情绪与心理健康的关系：个人资源的中介效应［J］. 中国心理卫生杂志，2011，25（7）：521-527.

［333］ 温忠麟，刘红云，侯杰泰. 调节效应和中介效应分析［M］. 北京：教育科学出版社，2012.

［334］ 吴志峰，柴彦威，党安荣，等. 地理学碰上"大数据"：热反应与冷思考［J］. 地理研究，2015，34（12）：2207-2221.

［335］ 吴志强，李德华. 城市规划原理［M］. 4版. 北京：中国建筑工业出版社，2010.

［336］ 杨方能. 我国特大城市社会风险预防机制之法制优化［J］. 贵州民

族大学学报（哲学社会科学版），2019（2）：147－208.

[337] 杨林生，李海蓉，李永华，等. 医学地理和环境健康研究的主要领域与进展［J］. 地理科学进展，2010a，29（1）：31－44.

[338] 杨林生，王五一，谭见安，等. 环境地理与人类健康研究成果与展望［J］. 地理研究，2010b，29（9）：1571－1583.

[339] 姚华松，许学强，薛德升. 人文地理学研究中对空间的再认识［J］. 人文地理，2010（2）：14－18.

[340] 约翰斯顿. 人文地理学词典［M］. 北京：商务印书馆，2004.

[341] 曾智，陈雯，夏英华，等. 广州市不同户籍人群心理健康状况及影响因素分析［J］. 中国公共卫生，2013，29（7）：1022－1024.

[342] 郑志红. 基于 Labview 的公交车舒适度检测与评价［D］. 南京：南京信息工程大学，2011.

[343] 中华人民共和国环境保护部，国家质量监督检验检疫总局. 环境空气质量标准（GB 3095—2012）［S］. 北京：中国环境科学出版社，2012.

[344] 国家质量监督检验检疫总局，中华人民共和国卫生部，国家环境保护总局. 室内空气质量标准（GB/T 18883—2002）［S］. 北京：中国标准出版社，2002.

[345] 周素红，何嘉明. 郊区化背景下居民健身活动时空约束对心理健康影响：以广州为例［J］. 地理科学进展，2017，36（10）：1229－1238.

[346] 周素红，刘明杨，卢次勇. 中学生药物滥用行为及其影响因素的地域差异［J］. 地理学报，2018，73（6）：189－202.

[347] 周素红，彭伊侬，柳林，等. 日常活动地建成环境对老年人主观幸福感的影响［J］. 地理研究，2019，38（7）：1625－1639.

[348] 周素红，宋江宇，宋广文. 广州市居民工作日小汽车出行个体与社区双层影响机制［J］. 地理学报，2017，72（8）：1444－1457.

[349] 周素红，张琳，林荣平. 地理环境暴露与公众健康研究进展［J］. 科技导报，2020，38（7）：43－52.

[350] 朱晓璇. 空调公交微环境空气品质及乘客舒适性研究［D］. 济南：山东大学，2017.